MMTナビ

Manual Muscle Testing (MMT)
DVD and BOOK

臨床で役立つ
徒手筋力検査法

青木主税・根本悟子・大久保敦子＝著

Round Flat

発刊にあたって

　この度、「臨床で役立つ徒手筋力検査法 MMTナビ」が刊行されることになりました。この本の特徴は、すでに刊行されている「動画で学ぶ関節可動域測定法 ROMナビ（増補改訂第2版）」と同じ形式で、DVDを見ながら講義、実習で使用できるように、また、学生が自ら学習できるよう多くの画像を収録していることです。

　書籍のみでは理解しにくい筋の形状、走行、起始、停止などが視覚情報として入力されるように工夫されています。さらに習得した徒手検査法が実際の臨床現場において、徒手筋力検査を必要とする疾患に対して適切に実施できるように、頸髄損傷者に対する筋力検査法の実際を収録しています。

　本書は「Daniels and Worthingham's 徒手筋力検査法 原著第9版（協同医書出版社）」に準じて作成されており、徒手筋力検査法をマスターしようとする整形外科医やリハビリテーション医をはじめ、理学療法士、作業療法士、柔道整復師等を目指す学生には有益、かつ必要不可欠な教材であると確信しています。

　企画から発刊まで数年間を費やし、やっと納得できる刊行物になりました。発刊にあたって、構想に理解、協力して下さったラウンドフラット社の大内　実社長、DVDに収録したCG制作、動画制作に多大の労力を費やして頂いた細貝　駿氏、撮影に協力して下さった皆様に感謝申し上げます。

2017年10月10日

帝京平成大学　健康メディカル学部
理学療法学科教授　青木主税

目次

発刊にあたって——— 003

第1章 徒手筋力検査法の基礎知識

1. 徒手筋力検査法の歴史——— 010
2. 徒手筋力検査法の特徴——— 010
3. 徒手筋力検査法の意義と目的——— 011
4. 徒手筋力検査法の判定基準——— 011
5. 徒手筋力検査法の抵抗のかけ方——— 012
6. 検査上の注意点——— 012
7. 筋力検査結果をどう活用すべきか——— 013

参考文献——— 014

第2章 肩甲骨

1. 外転と上方回旋——— 016
2. 挙上——— 022
3. 内転——— 026
4. 下制と内転——— 030
5. 内転と下方回旋——— 033
6. 下制——— 037

第3章 肩関節

1. 屈曲（前方挙上）——— 042
2. 伸展（後方挙上）——— 046
3. 外転（側方挙上）——— 049
4. 水平外転——— 054
5. 水平内転——— 058
6. 外旋——— 064
7. 内旋——— 068

第4章 肘関節・前腕

肘関節
1. 屈曲——— 074
2. 伸展——— 080

前腕
3. 回外——— 084
4. 回内——— 088

第5章 手関節

1. 屈曲——— 094
2. 伸展——— 099

第6章 手指

手指
1. 中手指節（MP）関節　屈曲 — 106
2. 近位指節間（PIP）関節　屈曲 — 110
3. 遠位指節間（DIP）関節　屈曲 — 114
4. 中手指節（MP）関節　伸展 — 118
5. 外転 — 123
6. 内転 — 127

母指
7. 中手指節（MP）関節　屈曲 — 131
8. 指節間（IP）関節　屈曲 — 135
9. 中手指節（MP）関節　伸展 — 139
10. 指節間（IP）関節　伸展 — 143
11. 外転 — 147
12. 内転 — 153
13. 対立運動 — 157

第7章 股関節

1. 屈曲 — 162
2. 屈曲、外転、および膝関節屈曲位での外旋 — 166
3. 伸展 — 170
4. 外転 — 175
5. 屈曲位からの外転 — 179
6. 内転 — 183
7. 外旋 — 187
8. 内旋 — 191

第8章 膝関節

1. 屈曲 — 196
2. 伸展 — 201

第9章 足関節・足部

足関節
1. 底屈 — 206
2. 背屈ならびに内がえし — 211

足部
3. 内がえし — 215
4. 底屈を伴う外がえし — 219

第10章 体幹・骨盤	体幹	1. 屈曲 —— 224
		2. 伸展 —— 228
		3. 回旋 —— 232
	骨盤	4. 挙上 —— 236

付録
- 付録1 「測定前後のスクリーニング」チェックポイント —— 240
- 付録2 徒手筋力テスト評価表（上肢）—— 242
- 付録3 徒手筋力テスト評価表（下肢・体幹）—— 243

関連問題 解答 —— 244

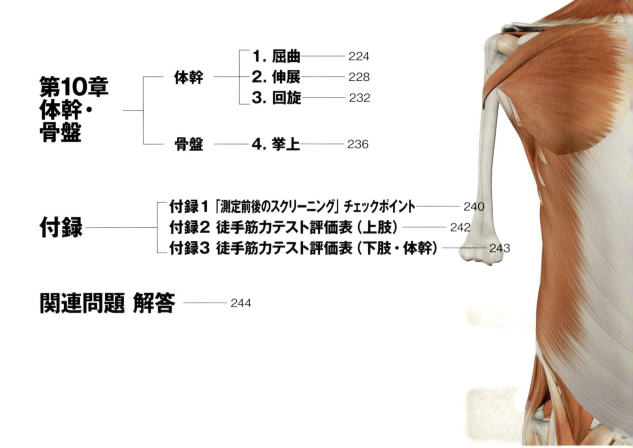

付録DVDについて

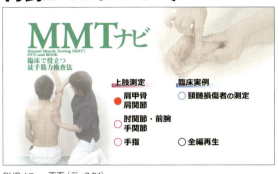 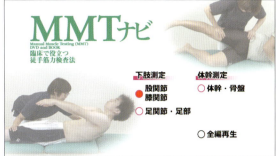

DVDメニュー画面（ディスク1）　　　　　　　　DVDメニュー画面（ディスク2）

　本書には、上肢編と下肢・体幹編の2枚組DVDが添付されています。それぞれ各段階の徒手筋力検査の動画、そして主要な代償動作の動画を収録しています。

　主動作筋の起始停止をCGアニメーションで紹介するほか、触知の方法については、動画の上にCGイラストを重ね合わせて表示することで、筋をイメージしやすいように工夫してあります。

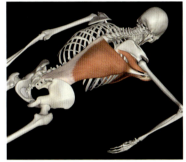 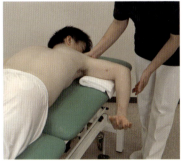 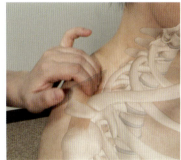

主動作筋のCGアニメーション　　　各段階の検査法　　　　　　触知の方法

臨床実例の動画一覧

　上肢編には、実際の頸髄損傷者様にご協力いただき、臨床での筋力検査法の実際を収録しています。実際の測定の前後にはスクリーニングの実例もつけています。

①測定の前に　　　　　　②肩関節　屈曲〜外転〜伸展　　　③肩関節　水平内転
④肩関節　内旋〜外旋　　⑤肘関節　屈曲〜伸展　　　　　　⑥手関節　伸展　缶を持ち上げる
⑦手関節　掌屈〜背屈　　⑧手指　MP関節伸展　　　　　　　⑨母指　MP〜IP関節屈曲
⑩測定の後に

　DVDの内容を弊社の承諾なく複製、転載、放送および上映することは、法律で禁止されています。また、無断での改変、第三者への譲渡、貸与、販売も禁止されています。万一、DVDディスクに傷などがあり、再生不良の場合はお取り替えいたしますので、弊社カスタマーサポート（customer@roundflat.jp）までご連絡下さい。

ディスク1　196分 ディスク2　73分	カラー	ステレオ	片面・二層	スタンダードサイズ	MPEG-2
無許可レンタル禁止 複製不能		②NTSC 日本市場向		16:9	

 DVDビデオは映像と音声を高密度に記録したディスクです。DVDビデオ対応のプレーヤーで再生して下さい。このDVDビデオは日本国内における一般家庭での私的視聴に用途を限定して販売されています。従って、このDVDビデオ及びパッケージに関して著作権者に無断で、国外への輸出、複製、改変、放送、有線放送、インターネット等による公衆送信、公の上映、レンタル（有償・無償を問わず）、中古品の売買等の行為を行うことは法律により一切禁止されています。

第1章
徒手筋力検査法の基礎知識

徒手筋力検査法の基礎知識

1. 徒手筋力検査法の歴史

徒手筋力検査法は、Robert W Lovett（ハーバード大学整形外科教授）と理学療法士の先駆者Wilhelmine Wrightによって考案され、1912年にWrightによって出版された。その当時のアメリカ合衆国では、ポリオ（脊髄性小児麻痺）が大流行しており、ポリオのソークワクチンの臨床治療における治療効果判定として徒手筋力検査法が使用され、成果をあげた。検査の基準は、重力に抗して全関節可動域まで持ち上げられるかを判定する「抗重力テスト」である。Lovettは、1917年発刊の書物において0から6までの段階づけを行っていた。

また、H.S.Stewartが1925年に発表した筋力テストに関する論文では、その中で段階づけを行っており、「最大抵抗に抗しうる」を正常、「重力以外に抵抗がプラスされなければ運動を完全に行う」を良としており、今日の基準と違わないものであった。

その後、1938年に出版されたHenry と Florence Kendall による運動学的観点を踏まえた総合的徒手筋力検査法は、当時のアメリカのすべての陸軍病院に配布された。1949年に刊行された"Muscles: Testing and Function with Posture and Pain"では筋力を0から10段階（N，G＋，G，G－，F＋，F，F－，P＋，P，P－）とし、Trace, Zeroを付け加えた評価を提案している。

今日、世界中で最も利用されている総括的なテキストは、Lucille Daniels, Marian Williams と Catherine Worthinghamによる"Daniels and Worthingham's Muscle Testing"であり、その第9版では、小児の機能的筋テストと直立姿勢運動コントロールを削除し、新たに高齢の人に適切な機能テストと徒手筋力テストに代わる最大反復筋力テストなどを追加して高齢社会のニーズに対応している。

ポリオの臨床評価から誕生した徒手筋力検査法は、100年を経過してもさらに発展し、理学療法士、作業療法士や人の動きに関心、興味のある人々にとって、簡便かつ基本的な評価ツールの一つとして存在し続けるであろう。

2. 徒手筋力検査法の特徴

先の徒手筋力検査の歴史で述べたように、ポリオの臨床評価において考案された徒手筋力検査法は、リハビリテーション医療に携わる医師、理学療法士、作業療法士、義肢装具士などの医療職をはじめ、アスレチック・トレーナー、柔道整復師、健康運動指導士などの人々にも広く使用されている。

日本においては、"Daniels and Worthingham's Muscle Testing"が1963年に東京大学医学部整形外科の津山直一教授と弘前大学医学部整形外科の東野修治教授により「Danielsらの筋力検査法 第2版」として翻訳されて普及した。

以降、日本では、徒手筋力検査法といえば「Danielsらの筋力検査法」が一般的になり、平成29年現在、Helen J. Hislopらによる「新・徒手筋力検査法 原著第9版」が国立リハビリテーションセンター総長の中村耕三氏により翻訳出版され、多くの理学療法士、作業療法士の養成機関で教科書として採用されている。

徒手筋力検査法の特徴、利点は、
1）検査者の徒手のみで行い、器具を使用しない
2）どこでも測定できるため、外来の診察室、ベッドサイド、運動療法室、トレーニング室などの臨床現場で検査が可能である
3）筋力を6段階表示するため、被験者の筋力の強さが把握しやすい、ことである。

一方、検査の問題点としては、

1）評価が順序尺度であるため、単純に比較を行うことが困難である
2）量的データでないため、筋力増強訓練による筋力増減の程度を判定できない
3）検査する療法士によって判定結果が微妙に異なることが生じる、等の点があげられる。

3.徒手筋力検査法の意義と目的

徒手筋力検査法は、上肢・下肢・体幹（頸部を含む）の筋群または特定の筋を量的に検査する方法である。

徒手筋力検査法は、①ポリオなどの末梢性神経麻痺の診断、②末梢神経損傷や脊髄損傷のレベル診断、③高齢者の廃用性筋萎縮による筋力低下の評価、④片麻痺などの軽度の痙性麻痺などにおける筋群としての筋の評価に使用されると共に、⑤診断および治療プログラム立案、⑥治療後の効果判定評価、⑦ゴール設定等にも使用される。

4．徒手筋力検査法の判定基準

徒手筋力検査法は、版を重ねることにより臨床で使用しやすく改訂されている。基本的な判定基準は段階0から5の6段階評価である。

段階5（Normal）
完全に可動域を動かし得て、検者の最大抵抗に対して最終可動域を維持できる筋力

段階4（Good）
重力に抗して可動域全体にわたり運動を完全に行うことができるが、最大抵抗にはテスト位置を保持することができない筋力

段階3（Fair）
重力の抵抗だけに抗して運動範囲全体にわたって完全に最終可動域まで動かすことのできる筋力

段階2（Poor）
重力の影響を最小にした肢位において、可動域全体にわたり完全に動かし得る筋力

段階1（Trace）
検査する運動に関与する1つまたはそれ以上の筋群において、何らかの筋収縮が確認できるか、触知できる状態。この収縮活動で運動はおこらないもの

段階0（Zero）
触知および視診によっても、まったく筋活動がみられないもの

F（＋）とP（－）の段階づけ

「新・徒手筋力検査 原著第9版」によると、原則としてプラス（＋）やマイナス（－）をつけての段階づけはされていない。ただし、F（＋）とP（－）の段階づけは認められている。その理由は、段階4と段階3および段階3と段階2の間の筋力判定基準で考えると、大きな開きがあるため、軽度の筋力が改善したり、改悪したりしたときの判定に必要な場合もあるからである。

段階3＋　F（＋）の判定基準
重力に抗して全可動域にわたり完全に動かすことができる上で、最終域で軽い抵抗に抗して肢位を保持できるが、段階4の抵抗には抗しきれない筋力

段階2－　P（－）の判定基準
重力の影響を最小にした肢位において、可動域全体にわたり完全に動かすことはできないが、可動域の一部を動かしえる筋力

5. 徒手筋力検査法の抵抗のかけ方

抵抗のかけ方には、抑止テストと抗抵抗自動運動テストがある。一般的には抑止テストが採用されている。

抑止テスト（break test）

被験者が動かしうる最終点または検査する筋（筋群）が最も筋力を発揮できる一点で、被験者が行う運動に対して、検者は運動と正反対方向に徒手で抵抗（抑止）を加える。その時の被験者の運動のがんばり状態を筋力として判定する方法が抑止テストである。

抗抵抗自動運動テスト

被験者に対して可動最終域まで運動し続けるように指示し、検者は運動と正反対方向に抵抗を徐々に増やしていき、被験者が耐えられる最大の抵抗を判定し、その筋力とする方法が抗抵抗自動運動テストである。

このテストは検者の熟練を要するとともに検者の性別、年齢等を考慮する必要があり、判定結果が曖昧になりやすい。

6. 検査上の注意点

被験者へのオリエンテーション

被験者には、なぜこの検査を行うのかを十分に説明し、最大筋力を発揮してもらうよう指導する。運動の途中で痛みを発生した場合には、無理をせずに中止してもよいことを理解させる。認知症などの精神疾患の合併症を有している被験者の検査には、特に注意が必要である。

検査する筋の露出

プライバシーの保護に注意を払い、原則は検査する筋および筋群を露出させ、運動時の筋収縮状態や代償運動の有無を確認する。ただし、段階3レベル以上の筋力および代償運動がないと推定される場合は、この限りではない。

被験者の肢位・姿勢

同一肢位で検査できる筋をリストアップしておき、スムーズに行う必要がある。例えば、背臥位であれば、関節可動域検査（ROM測定）も平行して実施することで被験者の肉体的負担が軽減される。ただし、被験者の身体状況において、決められた肢位以外で検査した場合は、その肢位を記載する。

中枢側の固定

代償動作を極力抑えて、正しい運動を誘導するには、検査する筋の中枢側関節を固定することが重要である。

徒手抵抗の加え方

検査する筋の運動方向と正反対の方向に徒手による抵抗を加える。上腕骨や大腿骨などの遠位端に加えるのが原則である。骨折や変形性関節症などで遠位端に抵抗を加えることができない場合は、近位端に加えてもよい。その場合、抵抗を与えた部位を記載する。

両側を検査

一側の障害であれば、非障害側（健側）から検査をはじめ、非障害側の筋力を基準とする。両側障害であれば、同年齢で同性の健常者の筋力を基準とする。

代償動作（trick motion）

被験者は忠実に与えられた動作を遂行しようとして、無意識に他の筋の働きを利用して、代償動作を行うことがある。代償動作を含めた段階づけは正確性に欠ける。代償動作の有無を確認した上で、代償動作が出現していれば、中枢側の関節を十分に固定し、被験者に正しい運動方向を指示することが必要である。

被験者の状況チェック

　長時間をかけて繰り返し筋力検査を実施すれば、被験者は筋疲労を起こすので、手際よく実施することが望ましい。疾患によっては疼痛を誘発する場合があり、そのときは、「Painあり」を意味するP＋を記載する。また、関節拘縮により、ある可動域範囲内の筋力を検査した場合は、「Contracture」を表すC＋を記載する。

7. 筋力検査結果をどう活用すべきか

　版を重ねることに改変されて今日にいたる徒手筋力検査は、「徒手筋力検査法の意義と目的」で述べたように、診断及び治療プログラムの立案、治療後の効果判定評価に有用であるが、具体的に得られた個々の筋力データをどのように考え、どう治療プログラムに反映させるのかが重要である。

　筋力を評価するにあたり、単に特定の筋が弱化していることだけを評価するのでは、疾患全体の把握は難しい。末梢神経損傷や脊髄損傷のレベル診断においては、個々の筋力評価は有用であるが、複雑な疾患や原因が特定できにくい機能障害に対して、筋力評価は一つの情報として有用であるがすべてではない。

　「なぜ、その筋群が弱いのか？」、「筋力低下の原因はどこにあるのか？」、「その筋力低下によって、どのような機能低下を生じているのか？」、「日常生活やパフォーマンスにどのような影響が出ているのか？」等を推察することが検査者に求められる。

　得られた徒手筋力検査結果を解釈し、理解して治療プログラムの根拠にするためには、最近の筋に関する運動・生理学研究の理解が必要不可欠である。

　ヤンダ（Vladimir Janda 博士、1923～2002）は、筋骨格系において**構造的アプローチ**（筋の停止が起始に近づく機能（筋力）を考慮すること）と**機能的アプローチ**（他の構造との関係において協調運動を基礎にして、筋の安定化作用を考慮に入れながら筋機能を評価すること）の2つの見方を指摘し、リハビリ治療においては、この両方が必要であると述べている。

　またヤンダは、筋の評価に**マッスルバランスの概念**の必要性を述べている。マッスルバランスとは、主動作筋と拮抗筋の長さや強さの均等性に関連したものと定義され、主動作筋と拮抗筋の長さや強さが正常機能を妨げたときに起こる現象をマッスルインバランスとしている。徒手筋力検査法で左右差を生じている場合、ヤンダのマッスルバランスの概念に基づいてパフォーマンスを評価することを推奨したい。詳しくは「ヤンダアプローチ マッスルインバランスに対する評価と治療」（小倉秀子監訳　三輪書店　2013年発行）を参照していただきたい。

　筋に関しては、Bergmark（1989）が、腰椎を釣り合わせている筋システムを**global muscle（グローバルマッスル）**と**local muscle（ローカルマッスル）**に分けて分類した。global muscleは骨盤と肋骨に付着する筋とし、浅層にあり、速筋であり、硬くなりやすい性質である。一方、local muscleは腰椎に付着する筋とし、深層にあり、腰椎の安定性に関与し、遅筋で弱くなりやすいと述べている。

　その後Hodgesら（1997）は、上肢や下肢の動作時にlocal muscleである腹横筋がフィードフォワードメカニズムによって、上肢、下肢の動作前に筋収縮が起こることを筋電図で証明し、慢性腰痛のある患者の腹横筋の筋収縮は遅れると述べている。

　Myers（2001）は、身体は筋膜による連結パターンがあり、これらの筋連鎖を解剖列車（anatomy trains）と呼び、筋連鎖が多関節

を通じて動きや安定性に関与していると述べている。また、Kibler（1998）は、投球動作時の力は下半身から手までのさまざまな関節で作り出される力の総和であり、連鎖内の一部が弱い連結になった場合、結果的にパフォーマンス低下を生じると述べている。

　このように筋の評価に関しては、マッスルバランスの概念、筋をglobal muscle(グローバルマッスル)とlocal muscle（ローカルマッスル）に区分けされた各々の筋の働きがあるという考え方、筋膜で連結しているという解剖列車（anatomy trains）の考え方などを取り入れて筋力検査データを解釈し、治療プログラムに反映させることが必要である。

【引用・参考文献】

1. Phil Page, Clare C Frank, Robert Lardne：Assessment and Treatment of Muscle Imbalance The Janda Approach　小倉秀子（監訳）三輪書店, 2013

2. Bergmark, A: Stability of the lumber spine :A study in mechanical engineering. Acta Orthop Scand Suppl. 230:1-54

3. Hodges,P.W., and C.A. Richardson. 1997a.：Contraction of the abdominal muscles associated with movement of the lower limb. Phys Ther 77(2):1

第2章
肩甲骨

肩甲骨 外転と上方回旋
Scapula Abduction and Upward Roation

主動作筋：前鋸筋

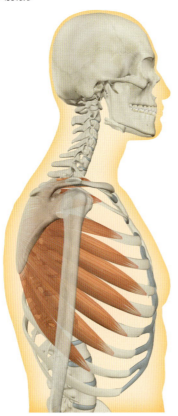

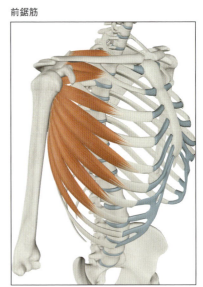
前鋸筋

□ 前鋸筋
Serratus Anterior

筋名	起始	停止		神経支配
前鋸筋	第1～9肋骨 肋間筋膜 肋間筋腱膜	肩甲骨肋骨面	上角　第1指状分枝 全内側縁　第2-4指状分枝 下角　下部4または5の指状分枝	長胸神経 (C5～7)

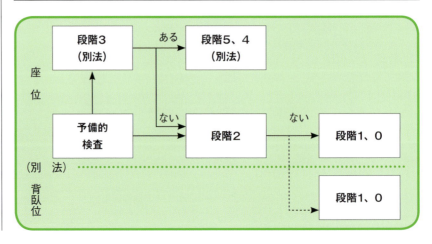

予備的検査

自動的・他動的な肩関節屈曲時の肩甲骨の可動性を観察する

- [ ] 対象者は検査台の端に腰掛け、両手を膝の上に置く
- [ ] 検者は両手の親指で肩甲骨の内側縁を触診する。母指の水かきの部分を肩甲骨下角の下にあて、他の指を腋窩縁に沿ってあてる
- [ ] 検者は検査側の上肢を他動的に前方屈曲の方向に挙上させ、肩甲骨の可動性を観察する

  ❶ 肩甲骨の上方回旋が起こり始める前方屈曲角度は何度か？
  ➡ 約30°で回旋が始まる。つまり、この範囲では肩甲骨は基本的に安静の位置にとどまっていることを確認する（【基本知識】参照）。なお、個人差もあることに注意する

  ❷ 肩甲骨の上方回旋が前方屈曲角度のどこまで続くか？
  ➡ 150°～160°あたりまで続く（【基本知識】参照）

  ❸ 肩甲上腕関節が0～60°前方屈曲するときの肩甲骨の動きは？
  ➡ この範囲で肩甲骨も大きく動くときは、肩甲上腕関節に運動制限がある

安静時の肩甲骨の位置と対称性を確認する

- [ ] 安静時の両側の肩甲骨の位置を観察する

  ❶ 正常：
  - 左右の内側縁はほぼ平行で、棘突起から1～3インチ（1インチは約2.54cm）外側にある
  - 胸郭の近くに位置し、下角は胸郭表面に接している
  ➡ 正常と確認できた場合、段階3のテストに進む

  ❷ 異常：
  - 肩甲骨の内側縁が胸郭から離れ、浮き上がっている（翼状肩甲）
  - 肩甲骨の内転と下方回旋がみられる
  - 肩甲骨の下角が胸郭から離れている
  ➡ どれか一つでも異常が確認できた場合、段階2、1、0のテストに進む

基本知識

肩甲骨の可動域

肩関節屈曲及び外転180°の可動域では、肩甲上腕での外転が120°、肩甲骨の回旋が60°であり、これらは可動域を通して同期した動きとして起こる。

肩関節外転、屈曲の可動域

段階	可動域の程度	可動域の構成			上腕骨 肩甲上腕関節 外転、屈曲
		肩甲骨 上方回旋			
0～30	30°	胸郭に対し動かない 初期の安定性を与える			30°
30～90	60°	30°	胸鎖関節と肩鎖関節を介した鎖骨の挙上を伴う		30°
90～180	90°	30°	胸鎖関節での5°の挙上、肩鎖関節での25°の回旋を伴う		60°

> **ポイント**
> 完全な肩関節の屈曲には、胸椎の伸展が必要である。胸椎の伸展ができなければ、肩関節の屈曲角度は10°～20°小さくなる。

> **ポイント**
> 前鋸筋の検査肢位を、肩関節屈曲位で行う理由は、僧帽筋との共同作業を最小限にするためである。
> 前鋸筋の段階は、肩関節の屈曲に対し与えられる段階より高い段階と判定されることはない。

第2章 肩甲骨

段階3のチェック

- [ ] 検者はテストする側に立つ
- [ ] 一方の手の母指と示指の水かきにあたる部分を対象者の肩甲骨の下角にあて、母指で外側縁、示指で内側縁を触診する
- [ ] 肘関節を伸ばしたまま肩関節を約130°まで屈曲するよう指示する（この肢位を取るためには肩甲上腕関節筋が段階3以上でなければならない）

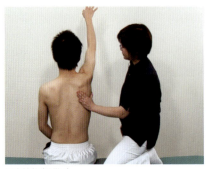

測定肢位（段階3）

> - 上肢の挙上時、徒手抵抗なしで肩甲骨が翼状を呈することなく全可動域の運動が可能な場合は**段階3**の筋力があると判断し、続けて**段階5と4**のテストを行う。
> - **段階3**の筋力がない場合、あるいは上肢を90°以上挙げることができない場合は、**段階2**のテストを行う。

段階5、4のテスト　～抵抗を加える～

- [ ] 抵抗を加える側の手は、対象者の上腕、肘関節より近位に置く
- [ ] 他方の手の母指と示指の水かきにあたる部分を対象者の肩甲骨の下角にあて、母指で外側縁、示指で内側縁を触診する
- [ ] 挙上した上肢を押し下げるように抵抗を加えることを説明する
- [ ] 抵抗に負けずに肘関節を伸展させた状態で挙上した腕の位置を保つよう指示する
- [ ] 抵抗は上肢を下方に押し下げるように加える

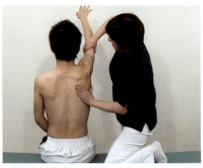
測定肢位（段階5）

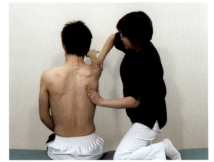
測定肢位（段階4）

> - 最大抵抗に負けずに、肩甲骨を外転し上方回旋した位置を保ち続ける場合は**段階5**、肩甲骨の筋が上肢に加えられた最大抵抗には「負け」、押し下げを「許す」場合、あるいは三角筋が強力で肩甲上腕関節は強固に保持されるが、前鋸筋が力負けして肩甲骨の内転及び下方回旋方向に動く場合は、**段階4**と判断する。
> - 抗重力位は保てても上肢の重量以上の抵抗をかけると負けてしまう場合は、**段階3**と判断する。

ポイント

上肢を前方挙上させた場合、肩甲骨の内側縁の動く範囲は、運動開始の位置から約2横指である。

前鋸筋が弱い場合は、肩甲骨の間違った、あるいは「調和していない」動きが起こる。

別法　段階3のチェック

- □ 検者はテストする側に立つ
- □ 肘関節を伸ばしたまま肩関節を約130°まで屈曲するよう指示する
- □ 挙上した上肢の指す延長線上へ向かって、肘関節を伸展したまま上肢を前方に突き出すよう指示する
- □ 肩甲骨の外転、上方回旋が起こっていることを確認する

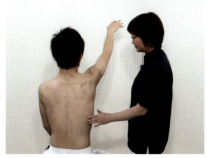

測定肢位（段階3）

➡ 判定は基本検査と同じ

別法　段階5、4のテスト　～抵抗を加える～

- □ 抵抗を加える側の手は、肩関節屈曲約130°まで挙上した上肢の手関節近位で前腕を握る
- □ 他方の手をテスト側の肩甲骨のすぐ下にあて体幹を固定し、体幹が回旋するのを防ぐ
- □ 上肢を後下方に押し下げるように抵抗を加えることを説明する
- □ 抵抗に負けずに肘関節を伸展させた状態で腕を前方に突き出した位置を保つよう指示する
- □ 抵抗は上肢を後下方に押し下げるように加える

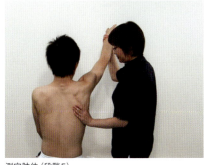

測定肢位（段階5）

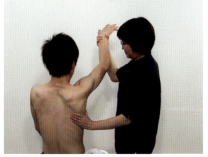

測定肢位（段階4）

➡ 判定は基本検査と同じ

段階2のテスト　〜座位〜

- [ ] 検者はテストする側に立つ
- [ ] テスト側の上肢を肩関節屈曲90°以上の位置で下方から支え持つ
- [ ] 他方の手の母指と示指の水かきにあたる部分を対象者の肩甲骨の下角にあてがう
- [ ] 肘関節を伸ばしたまま上肢の挙上位を保つよう指示する
- [ ] その後、力を抜くよう指示する
- [ ] 再度、挙上位を保つよう指示し、その後また力を抜くよう指示する

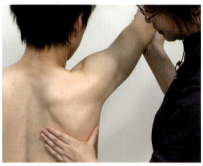

測定肢位（段階2）

➡ 対象者が上肢を挙上位に保とうとした際に肩甲骨の外転と上方回旋が起きる場合は**段階2**、もし肩甲骨が上肢の重力の影響を少なくしてもスムースに外転及び上方回旋しない場合や、肩甲骨が脊椎棘突起の方に動く場合は**段階2−**とする。

➡ **段階2**または**段階2−**の筋力がない場合には、**段階1、0**のテストを行う。

段階1、0のテスト　〜座位〜

- [ ] テスト側の上肢を肩関節屈曲90°以上の位置で下方から支え持つ
- [ ] 他方の指尖でテスト側の肩甲骨の外側縁に沿って触れ、前鋸筋の収縮を触知する
- [ ] 肘関節を伸ばしたまま上肢の挙上位を保つよう指示する

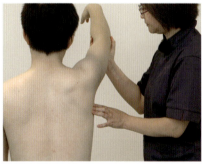

測定肢位（段階1,0）

➡ 筋収縮を触知できる場合は**段階1**、筋収縮が触知できない場合は**段階0**と判断する。

別法　段階1、0のテスト　〜座位のとれない対象者に対して〜

☐ 対象者は背臥位とし、検者はテストする側に立つ
☐ 肩関節屈曲90°以上の位置をとらせ、肘の遠位で前腕を下方から支え持つ
☐ 他方の指尖でテスト側の肩甲骨の外側縁に沿って触れ、前鋸筋の収縮を触知する
☐ 上肢の位置を保つよう指示する

➡ 判定は基本検査と同じ

第2章　肩甲骨

関連問題

☐ **問1**　障害によって翼状肩甲をきたすのはどれか。(第45回作業療法士午後問91)

1. 肩甲上神経
2. 肩甲背神経
3. 肩甲下神経
4. 長胸神経
5. 内側胸筋神経

☐ **問2**　肩甲骨の運動と筋の組み合わせで正しいのはどれか。2つ選べ。(第47回共通午後問69)

1. 挙上――――小胸筋
2. 下制――――大菱形筋
3. 上方回旋――前鋸筋
4. 下方回旋――僧帽筋下部線維
5. 内転――――僧帽筋中部線維

肩甲骨 挙上
Scapula Elevation

主動作筋：僧帽筋（上部線維）、肩甲挙筋

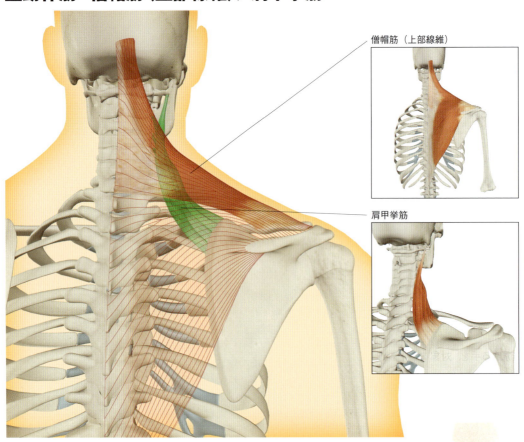

- □ 僧帽筋上部線維
  Upper Trapezius
- □ 肩甲挙筋
  Levator Scapulae

筋名	起始	停止	神経支配
僧帽筋 （上部線維）	後頭骨 （外後頭隆起， 上項線内側1/3） 項靱帯 第7頸椎棘突起	鎖骨 （外側1/3、後縁）	副（XI）神経 頸神経（C3,4）
肩甲挙筋	第1～4頸椎横突起	肩甲骨 （上角と肩甲棘起始部 の間の内側縁）	頸神経（C3,4） 肩甲背神経 （C5）

ポイント

背臥位の場合は、触診の最適条件にはならないので、注意する。

顔を向けた側の僧帽筋の活動が上がり、肩甲挙筋の活動が下がるので、顔を向けた側を記載しておくとよい。

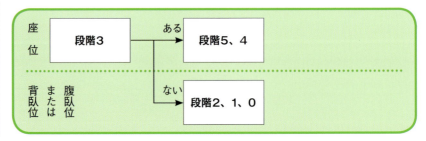

段階3のチェック

- □ 検者は対象者の後方に立つ
- □ 対象者の両手はリラックスさせ膝の上に置かせる
- □ 両肩をすくめるよう指示する

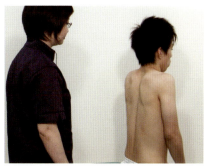

測定肢位（段階3）

➡ 徒手抵抗なしで全可動の運動可能な場合は**段階3**の筋力があると判断し、続いて**段階5**と**4**のテストを行う。
➡ **段階3**の筋力がない場合には**段階2**のテストを行う。

段階5、4のテスト ～抵抗を加える～

- □ 抵抗を加える手を、対象者の両肩の上に置く
- □ すくめた肩を押し下げるように抵抗を加えることを説明する
- □ 抵抗に負けずに両肩をすくめた状態を保つよう指示する
- □ 抵抗は両肩を下方に押し下げるように加える

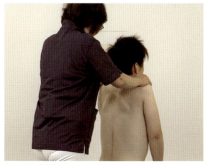

測定肢位（段階5）

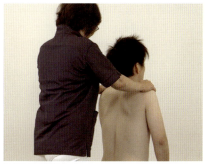

測定肢位（段階4）

➡ 最大抵抗に負けずに両肩をすくめていられる場合は**段階5**、最大抵抗にはやや負けるが、強力なあるいは中等度の抵抗に対して両肩をすくめていられる場合は**段階4**と判断する。
➡ 抗重力位は保てても抵抗をかけると負けてしまう場合は**段階3**と判断する。

段階2、1、0のテスト　～重力最小位へ姿勢を変える～

☐ 検者はテストする側に立つ
☐ 対象者は腹臥位または背臥位とする。頭の位置は、腹臥位の場合は対象者の楽な方向、背臥位の場合は中間位とする
☐ テスト側の肩の下に手掌を差し入れて支え、検査台との摩擦を減じる
☐ 他方の手で、鎖骨または頚部の付着部近くで僧帽筋上部線維の収縮を触知する。また、肩甲骨内側縁、肩甲棘の上部で肩甲挙筋の収縮を触知する
☐ テスト側の肩を耳の方に引き上げるよう指示する

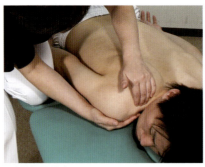 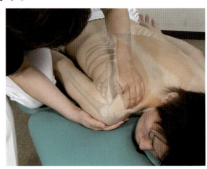

測定肢位（段階2）　　　測定肢位（段階1,0）

➡ 重力最小位にて全可動域の運動が可能な場合は**段階2**と判断する。
➡ 筋収縮を触知できるものの、関節運動が起こらない場合は**段階1**、筋収縮が触知できない場合は**段階0**と判断する。

ポイント
重力の影響を最小位にした肢位のことを「重力最小位」と呼ぶ。

代償動作

☐ 肩甲挙筋が弱い場合には、菱形筋による代償が起こることがある。その場合は、肩をすくめ挙上はできず、肩甲骨の内転と上方回旋が起こる

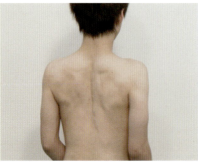

菱形筋による代償

関連問題

□ **問3** 筋と支配神経の組合せで正しいのはどれか。(第48回共通午前問53)

1. 前鋸筋 ──── 胸背神経
2. 僧帽筋 ──── 長胸神経
3. 鎖骨下筋 ──── 腋窩神経
4. 小胸筋 ──── 肩甲上神経
5. 肩甲挙筋 ──── 肩甲背神経

□ **問4** 肩甲骨の下制に働かないのはどれか。(第48回共通午後問74)

1. 広背筋
2. 小胸筋
3. 鎖骨下筋
4. 大菱形筋
5. 僧帽筋下部

肩甲骨 内転
Scapula Adduction

主動作筋：僧帽筋（中部線維）、大菱形筋

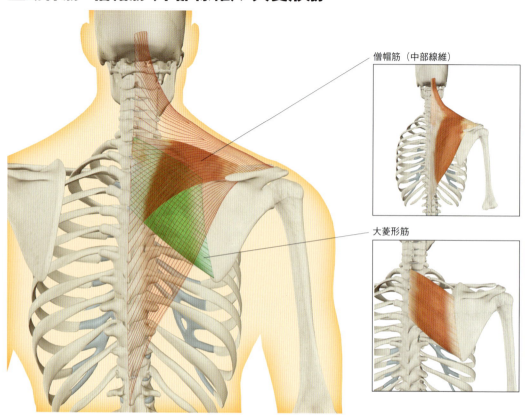

- 僧帽筋中部線維
  Middle Trapezius
- 大菱形筋
  Rhomboid Major

筋名	起始			停止	神経支配
僧帽筋（中部線維）	胸椎（棘突起）	第1〜5	棘上靱帯	肩峰内側縁 肩甲棘稜の上唇	副（XI）神経 頚神経（C3,4）
大菱形筋		第2〜5		肩甲骨 内側縁（肩甲棘起始部と下角の間）	肩甲背神経（C5）

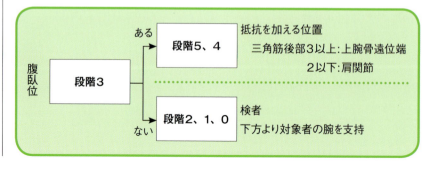

26

段階3のチェック

- [ ] 検者はテストする側に立つ
- [ ] 対象者は、頭を楽な方に向け、検査台の縁に肩を置く
- [ ] 上肢は検査台の外に出し、肩関節90°外転、肘関節90°屈曲をとらせる
- [ ] 必要であれば、テスト側の肩甲棘の部分で僧帽筋中部線維の収縮を触知する
- [ ] 体幹の回旋を防ぐため、反対側の肩甲骨の上に片手を置いて固定する
- [ ] 肘を天井の方に持ち上げるよう指示する

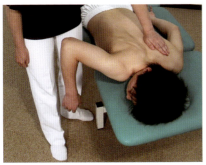

測定肢位（段階3）

- ➡ 徒手抵抗なしで全可動域の運動が可能な場合は**段階3**の筋力があると判断し、続けて**段階5**と**4**のテストを行う。
- ➡ **段階3**の筋力がない場合には**段階2**のテストを行う。

三角筋後部線維が弱い場合

- [ ] 検者は対象者の肩関節を片方の手掌で下方より支え、対象者が肘関節を屈曲できるようにする
- [ ] 検者は対象者の肩関節を水平外転させることで、他動的に肩甲骨を内転位にする
- [ ] 検者は対象者に肩甲骨内転位を保つように指示し、ゆっくりと肩関節の支えを離し、肩甲骨の内転位が保たれているか観察する

- ➡ 内転位を保持できれば**段階3**の筋力があると判断する。

段階5、4のテスト ～抵抗を加える～

抵抗の加え方
三角筋後部線維の筋力の段階により次のようになる

❶ **段階3以上の場合**
　　検者は抵抗を加える手を上腕骨の遠位端の上に置き、抵抗を下方に加える

❷ **段階2以下の場合**
　　検者は抵抗を加える手を肩関節の上に置き、抵抗を下方に加える

- [ ] 検者は肘を押し下げるように抵抗をかけることを説明する。体幹の回転を防ぐために反対側の肩甲骨の部分を固定する
- [ ] 抵抗に負けずに肘を天井に向けて挙げた状態を保つよう指示する
- [ ] 検者は抵抗を下方に加える

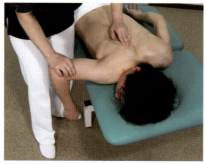
測定肢位（段階5）
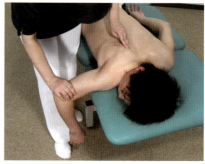
測定肢位（段階4）

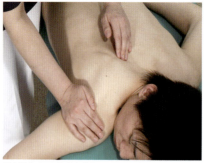
測定肢位（三角筋後部線維 段階2以下）

- 最大抵抗に負けずに可動域の運動を完全に行い、最大の抵抗に対しその位置を保てる場合は**段階5**、最大抵抗にはやや負けるが、強力なあるいは中等度の抵抗に対してその位置を保てる場合は**段階4**と判断する。
- 抗重力位は保てても抵抗をかけると負けてしまう場合は**段階3**と判断する。

段階2、1、0のテスト

- [ ] 検者はテストする側に立つ
- [ ] 一方の手で対象者の肩を抱くようにその重量を支え持つ
- [ ] 肩甲棘の部分で僧帽筋中部線維の収縮を触知する
- [ ] 肘を天井の方に持ち上げるよう指示する

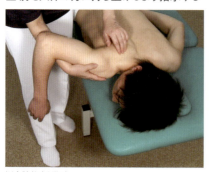
測定肢位（段階2）
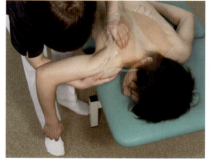
測定肢位（段階1,0）

- 上肢を支えられていれば肩甲骨内転の全可動域運動が可能な場合は**段階2**と判断する。
- 筋収縮を触知できるか、わずかな動きをしめす場合は**段階1**、筋収縮が触知できない場合は**段階0**と判断する。

代償動作

- 三角筋後部線維による代償では、肩関節の水平外転が起こるが、肩甲骨の内転は起きない
- 菱形筋による僧帽筋中部線維の代償では、肩甲骨の内転かつ下方回旋が起こる。肩甲骨の上方回旋の要素は出現しない

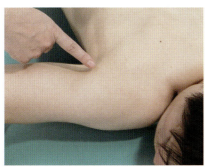

三角筋後部線維による代償

関連問題

- 問5 Danielsらの徒手筋力テストで抵抗をかける際、検査者の手の位置で正しいのはどれか。ただし、矢印は検査者の加える力の方向を示す。（第45回作業療法士午前問2）

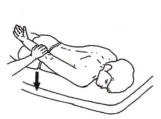

1．肩関節伸展

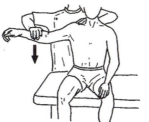

2．肩関節外転

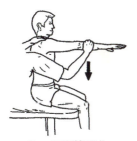

3．肩関節屈曲

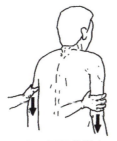

4．肩甲骨挙上

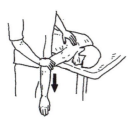

5．肩甲骨内転

肩甲骨｜下制と内転
Scapula Depression and Adduction

主動作筋：僧帽筋中部および下部線維

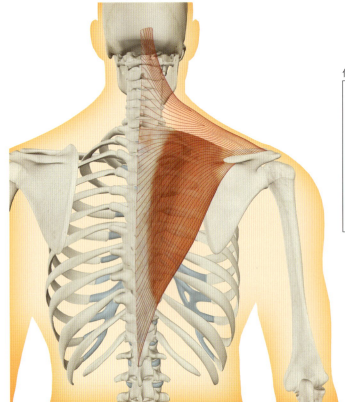

僧帽筋中部および下部線維

- 僧帽筋中部線維
  Middle Trapezius
- 僧帽筋下部線維
  Lower Trapezius

筋名	起始			停止		神経支配
僧帽筋	中部	胸椎（棘突起）	第1〜5	棘上靭帯	肩甲骨	肩峰内側縁	副（XI）神経 頚神経 （C3,4）
						稜の上唇	
	下部		第6〜12			肩甲棘 内側端	

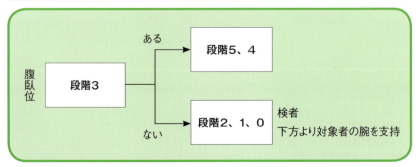

腹臥位 → 段階3 → ある → 段階5、4
　　　　　　　　→ ない → 段階2、1、0　検者 下方より対象者の腕を支持

段階3のチェック

- □ 検者はテストする側に立つ
- □ 対象者は、頭を楽な方に向け、肩関節約145°外転位とする。前腕は中間位とし、母指が天井を指す方向を取らせる
- □ テスト側の肩甲棘の下に触れ、下部胸椎に向かう僧帽筋下部線維の収縮を触知する
- □ 腕を検査台からできるだけ高く（少なくとも耳の高さまで）持ち上げるよう指示する

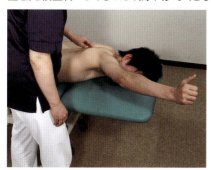

測定肢位（段階3）

- ➡ 徒手抵抗なしで全可動域の運動が可能な場合は**段階3**の筋力があると判断し、続けて**段階5**と**4**のテストを行う。
- ➡ **段階3**の筋力がない場合には**段階2**のテストを行う。

ポイント
テストの開始肢位が取れない場合

対象者の上肢を検査台の縁を超えた位置に置き、腕の最大挙上位を検者が支えて、そこを開始ポジションとする。

ポイント

肩関節を約145°外転位とする理由は、僧帽筋下部線維の走行とほぼ一致するためである。

段階5、4のテスト ～抵抗を加える～

- □ 肘関節のすぐ近位の上腕骨遠位端に手を置き、下方に腕を押し下げるように抵抗をかけることを説明する
- □ 抵抗に負けずにできるだけ高く挙げた腕の位置を保つよう指示する
- □ 検者は抵抗を下方に加える

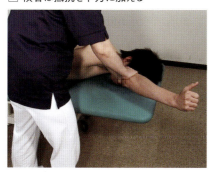

測定肢位（段階5）

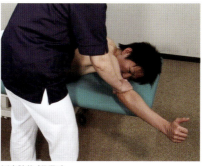

測定肢位（段階4）

- ➡ 最大抵抗に負けずに可能な可動域の運動を完全に行い、最大の抵抗に対しその位置を保てる場合は**段階5**、最大抵抗にはやや負けるが、強力なあるいは中等度の抵抗に対してその位置を保てる場合は**段階4**と判断する。
- ➡ 抗重力位は保てても抵抗をかけると負けてしまう場合は**段階3**と判断する。

段階2、1、0のテスト

- [ ] 検者は検査する側に立つ
- [ ] 一方の手で対象者の上肢を肘関節の下方から支え持つ
- [ ] 肩甲棘内側端から下部胸椎に向かう僧帽筋下部線維の収縮を触知する
- [ ] 肘を天井の方に持ち上げるよう指示する
- [ ] 三角筋後部と中部線維が弱いために上肢を挙上できない場合は、検者が上肢を持ち上げ、上肢の重みを支える

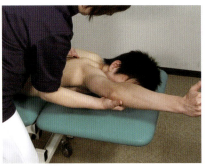
測定肢位（段階2）

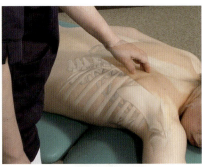
測定肢位（段階1,0）

→ 上肢を支えられていれば肩甲骨下制と内転の全可動域で運動が可能な場合は**段階2**と判断する。

→ 筋収縮を触知できる場合は**段階1**、筋収縮が触知できない場合は**段階0**と判断する。

> **ポイント**
>
> このテストを分離して行えない場合やテスト肢位とは異なる代償動作をする場合は**段階0**と判断する。

関連問題

- [ ] **問6** Danielsらの徒手筋力テストで各筋の筋力2のテストとして正しいのはどれか。2つ選べ。（第51回理学療法士午後問3）

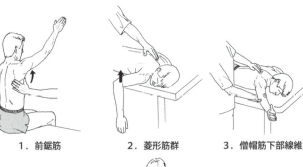

1．前鋸筋　　　　2．菱形筋群　　　　3．僧帽筋下部線維

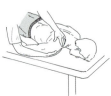
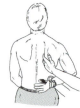

4．僧帽筋上部線維　　　　5．僧帽筋中部線維

肩甲骨 内転と下方回旋
Scapula Adduction and Downward Rotation

主動作筋：大菱形筋、小菱形筋

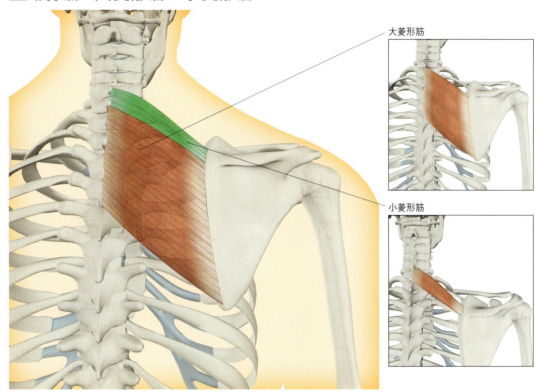

☐ 大菱形筋
Rhomboid Major

☐ 小菱形筋
Rhomboid Minor

筋名	起始			停止	神経支配
大菱形筋	棘上靭帯			肩甲棘起始部と下角の間	肩甲背神経（C5）
	胸椎（棘突起）	第2〜5	肩甲骨内側縁		
小菱形筋		第1		肩甲棘起始部	
	第7頸椎棘突起 項靭帯下部				

豆知識

菱形筋群の神経支配は、肩甲挙筋とともに腕神経叢の神経根から分岐する、第5頸髄神経由来の肩甲背神経支配である。したがって、菱形筋の収縮の有無は、髄節レベルでの障害を判断することに役立つ。

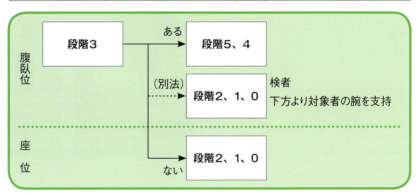

ポイント

対象者が肘関節を持ち上げる動作（肩関節の伸展筋が活動する）をしないようにする。

段階3のチェック

- [ ] 検者はテストする側に立つ
- [ ] 対象者は頭を楽な方に向け、肩関節内旋・内転、肘関節屈曲位で手を背の上に載せる
- [ ] テスト側の肩甲骨内側縁の下方に深く指先を潜り込ませるようにし、菱形筋の収縮を触知する
- [ ] 手を背中から離して天井の方に持ち上げるよう指示する

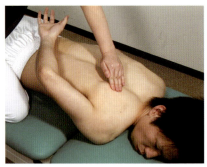

測定肢位（段階3）

➡ 徒手抵抗なしで可能な可動域全体にわたり運動が可能な場合は**段階3**の筋力があると判断し、続けて**段階5**と**4**のテストを行う。
➡ **段階3**の筋力がない場合には**段階2**のテストを行う。

段階5、4のテスト 〜抵抗を加える〜

抵抗の加え方は肩関節伸筋の筋力の段階により次のようになる

❶ 段階3以上の場合
　検者は抵抗を加える手を肘の直上で上腕骨に置き、抵抗を下方かつ外方の方向に加える

❷ 段階2以下の場合
　検者は抵抗を加える手を肩甲骨の外側縁に沿って置き、抵抗を下方かつ外側方の方向に加える

- [ ] 肩甲骨内側縁の下方に深く指先を潜り込ませるようにし、菱形筋の収縮を触知する
- [ ] 肘を押し下げるように抵抗をかけることを説明する
- [ ] 抵抗に負けずに手背を背中から離し持ち上げた状態を保つよう指示する
- [ ] 抵抗は下方かつ外方へ加える

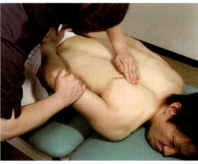

測定肢位（段階5）

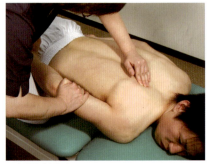

測定肢位（段階4）

- ◯ 可能な可動域全体にわたり運動を完全に行い、最大の抵抗に対しその位置を保てる場合は**段階5**、最大抵抗にはやや負けるが、強力なあるいは中等度の抵抗に対してその位置を保てる場合は**段階4**と判断する。
- ◯ 抗重力位は保てても抵抗をかけると負けてしまう場合は**段階3**と判断する。

> **ポイント**
>
> 段階5または4において、菱形筋群が収縮すると、指は肩甲骨の下から「はじき出される」または「押し出される」ように感じられる。

段階2、1、0のテスト　〜重力最小位へ肢位を変える〜

☐ 検者はテストする側に立つ
☐ 対象者は検査台に腰掛け肩関節内旋・伸展位とし、手を背中にまわす
☐ 一方の手で対象者の手関節を握り、上肢を支え持つ
☐ 他方の手の指尖で肩甲骨の内側縁の肋骨面に触れ、菱形筋の収縮を触知する
☐ 手を背中から離すよう指示する

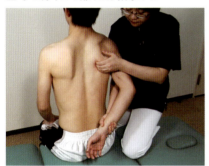
測定肢位（段階2）

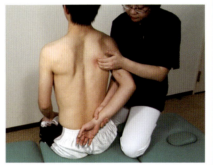
測定肢位（段階1,0）

- ◯ 重力最小位で可動域全体にわたり肩甲骨を動かすことが可能な場合は**段階2**と判断する。
- ◯ 筋収縮を触知できるものの、関節運動が起こらない場合は**段階1**、筋収縮が触知できない場合は**段階0**と判断する。

別法　段階2、1、0のテスト　〜腹臥位のまま検査する方法〜

☐ 検者はテストする側に立つ
☐ 対象者は腹臥位で肩関節を約45°外転、肘関節は90°屈曲し、手を背に載せる
☐ テスト側の肩の下に手掌を差し入れ、腕を抱くように下方から支える
☐ 他方の手の指尖で肩甲骨の内側縁の肋骨面に触れ、菱形筋の収縮を触知する
☐ 手を背中から離すよう指示する

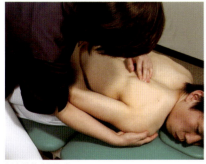
測定肢位（段階2）

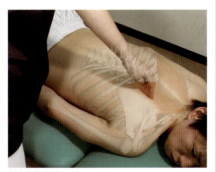
測定肢位（段階1,0）

- ➡ 肩甲骨の可動域の一部の運動が可能な場合は**段階2**と判断する。
- ➡ 筋収縮を触知できるものの、関節運動が起こらない場合は**段階1**、筋収縮が触知できない場合は**段階0**と判断する。

代償動作

☐ 僧帽筋中部線維による代償では、肩甲骨は下方回旋することなく内転する

関連問題

☐ **問7** Danielsらの徒手筋力テストで筋力4を測定する際に肩関節を内転・内旋位にさせて行うのはどれか。（第45回理学療法士午前問21）

1. 前鋸筋
2. 棘下筋
3. 肩甲下筋
4. 大菱形筋
5. 僧帽筋中部線維

☐ **問8** 肩甲骨に付着する筋と付着部との組合せで誤っているのはどれか。（第40回共通午後問8）

1. 肩甲挙筋──上角
2. 棘上筋──肩甲棘
3. 大円筋──下角
4. 菱形筋──内側縁
5. 小胸筋──烏口突起

肩甲骨｜下制
Scapula Depression

主動作筋：広背筋

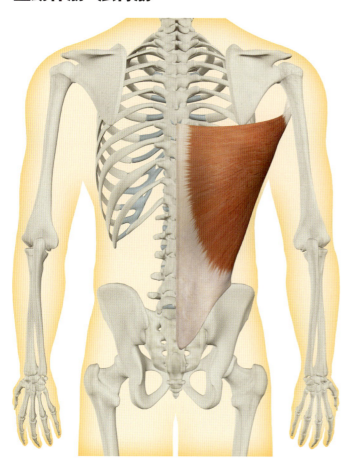
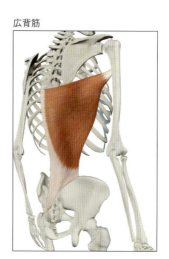

広背筋

□ 広背筋
Latissimus dorsi muscle

筋名	起始	停止	神経支配
広背筋	棘突起：第6〜12胸椎 第1〜5腰椎 仙椎 棘上靭帯 第9-12肋骨 腸骨稜後方 胸腰筋膜	上腕骨結節間溝（底） 上腕の深部腱膜	胸背神経 (C5,6)

腹臥位	段階5、4
座位（別法）	段階5

段階5、4のテスト

- □ 検者はテストする側に立つ
- □ 対象者は頭をテスト側に向け、両上肢は手掌を上に向けて体側に置く
- □ テスト側の肩の位置を顎のレベルに引き上げておき、両手で対象者の手首の上部を把持し前腕をつかむ
- □ 腕を押し上げるように抵抗を加えることを説明する
- □ 抵抗に負けずに腕を尾側に押し下げ、この位置を保つよう指示する
- □ 抵抗は上腕の長軸方向かつ頭側に向かって加える

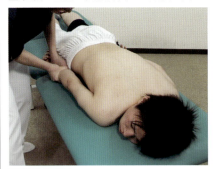
測定肢位（段階5）

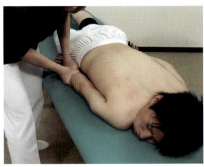
測定肢位（段階4）

➡ 最大抵抗に負けずに最終到達位置を保てる場合は**段階5**、最大抵抗にはやや負けるが、中等度の抵抗に対して位置を保てる場合は**段階4**と判断する。

ポイント

対象者の腕が短く、検査肢位がとれない場合は、両手をつく場所にプッシュアップ用の台やブロックを使用する。

別法　段階5のテスト　～座位～

- □ 対象者は両手を体側の検査台の上についた座位をとる
- □ 検者は対象者の後方に立つ
- □ 両手の手指で腰の上の胸壁外側面で広背筋の収縮を触知する
- □ 殿部を検査台から持ち上げるよう指示する

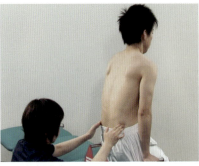
測定肢位（段階5）

➡ 検査台から殿部を持ち上げることができた場合は**段階5**と判断する。このテストでは**段階4**以下は判断できない。

関連問題

□ **問9** 肩甲骨の運動と筋との組合せで正しいのはどれか。（第37回共通午後問42）

1. 挙　上————小胸筋
2. 下　制————広背筋
3. 外　転————大菱形筋
4. 内　転————肩甲下筋
5. 上方回旋————肩甲挙筋

□ **問10** 筋の触診部位で正しいのはどれか。（第40回理学療法午前問3）

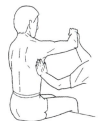
1．肩甲下筋

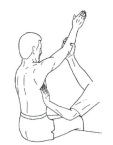
2．前鋸筋

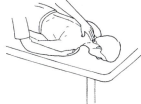
3．棘上筋

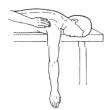
4．広背筋

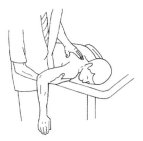
5．僧帽筋下部線維

1. 肩甲下筋
2. 前鋸筋
3. 棘上筋
4. 広背筋
5. 僧帽筋下部線維

豆知識

　厳密には、広背筋のみを分離して検査することはできない。なぜなら、広背筋の活動は、起始部が固定されている場合と停止部が固定されている場合とで作用が異なるからである。起始部が固定されている場合、広背筋は肩甲骨を下制する他、肩関節の内転、伸展、内旋に働き、体幹側屈の補助にも作用する。停止部が固定されている場合、骨盤の前傾と側方傾斜に働き、両側同時に働くことで脊柱の過伸展と骨盤前傾を補助する。また呼吸の補助筋としても作用する。

□ **問11** 肩甲骨に付着する筋で誤っている組合せはどれか。(第42回共通午後問6)

1. 小胸筋────烏口突起
2. 大円筋────下角
3. 前鋸筋────内側縁
4. 肩甲挙筋────上角
5. 上腕三頭筋───関節上結節

□ **問12** 誤っているのはどれか。(第43回共通午後問4)

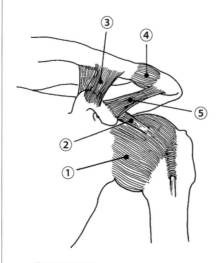

1. ①上腕横靭帯
2. ②烏口上腕靭帯
3. ③菱形靭帯
4. ④肩鎖靭帯
5. ⑤烏口肩峰靭帯

第3章
肩関節

肩関節｜屈曲（前方挙上）
Shoulder Joint Flexion (Forward Elevation)

主動作筋：三角筋、烏口腕筋、棘上筋

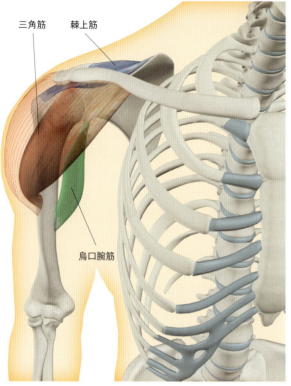
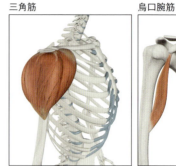
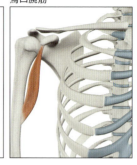
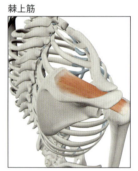

- ☐ 三角筋前部線維　Anterior Deltoid
- ☐ 烏口腕筋　Coracobrachialis
- ☐ 棘上筋　Supraspinatus

筋名	起始		停止		神経支配
三角筋（前部）	鎖骨	骨幹外側1/3の前上縁	上腕骨	骨幹 三角筋粗面	腋窩神経（C5,6）
烏口腕筋	肩甲骨	烏口突起尖端		中央1/3の内側面	筋皮神経（C5〜7）
棘上筋		棘上窩内側2/3 棘上筋膜		大結節上面 肩甲上腕関節の関節包	肩甲上神経（C5,6）

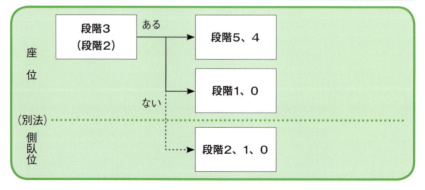

段階3（段階2）のチェック

- □ 検者はテストする側に立つ
- □ 対象者は肘を軽く屈曲し、前腕は回内位で腕を体側に置く
- □ 検者はテスト側の肩の上に片手を置き、対象者の肩関節を固定する
- □ 腕を肩の高さまで挙げるよう指示する

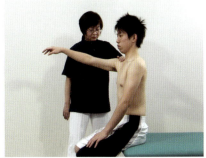

測定肢位（段階3）

- ➡ 徒手抵抗なしで全可動域の運動が可能な場合は**段階3**の筋力があると判断し、続けて**段階5**と**4**のテストを行う。
- ➡ 重力に抗して可動域の一部を運動可能な場合は**段階2**と判断する。関節運動が見られない場合は**段階1**と**0**のテストを行う。

段階5、4のテスト　～抵抗を加える～

- □ 抵抗を加える手は上腕骨の遠位、肘の直上にあてがう
- □ 持ち上げた腕を押し下げるように抵抗を加えることを説明する
- □ 抵抗に負けずに挙上位を保つよう指示する
- □ 抵抗はまっすぐ下方に向かって加える

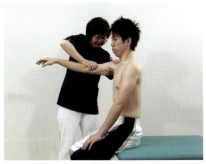 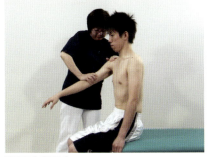

測定肢位（段階5）　　　　　測定肢位（段階4）

- ➡ 最大抵抗に負けずに最終位置（90°）を保てる場合は**段階5**、最大抵抗にはやや負けるが、強力なあるいは中等度の抵抗に対して最終位置（90°）を保てる場合は**段階4**と判断する。
- ➡ 抗重力位は保てても抵抗をかけると負けてしまう場合は**段階3**と判断する。

段階1、0のテスト

- [ ] 検者はテストする側に立つ
- [ ] 肩関節の上で三角筋の上前面の収縮を触知する
- [ ] 腕を挙げるように指示する

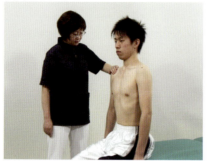

測定肢位（段階1,0）

➡ 筋収縮を触知できるものの、関節運動が起こらない場合は**段階1**、筋収縮が触知できない場合は**段階0**と判断する。

> **ポイント**
> 座位で**段階2**と判断する場合には、運動可能な可動域を記録しておくとよい（側臥位での**段階2−**も同様である）。

別法　段階2、1、0のテスト　～検査側を上にした側臥位／重力最小位へ肢位を変える～

- [ ] 検者はテストする側に立ち、テスト側の腕を肘のところで下方から支え持つ
- [ ] 肩関節の上で三角筋の上前面の収縮を触知する
- [ ] 腕を挙げるように指示する

➡ 重力最小位で全可動域の運動が可能な場合は**段階2**と判断する。
➡ 筋収縮を触知できるものの、関節運動が起こらない場合は**段階1**、筋収縮が触知できない場合は**段階0**と判断する。

代償動作

- [ ] 大胸筋による代償が起こると、肩関節の水平内転方向の運動が観察される
- [ ] 上腕二頭筋による代償が起こると、肩関節外旋が観察される
- [ ] 僧帽筋上部による代償が起こると、肩甲帯の挙上が観察される
- [ ] 体幹伸展筋群による代償が起こると、体幹の後方傾斜や体幹の伸展が起こる

> **ポイント**
> 上腕二頭筋による代償が生じないようにするためには、上肢を内旋と外旋の中間位を保つようにする。

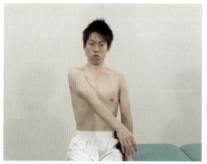

大胸筋による代償

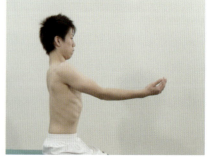

上腕二頭筋による代償

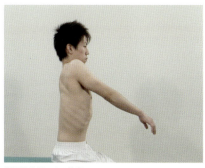
僧帽筋上部による代償

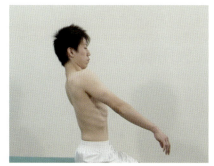
体幹の伸展による代償

> **豆知識**
>
> ローテーターカフ（回旋筋腱板）とは、棘上筋、棘下筋、小円筋、肩甲下筋の4つの筋からなる。上腕骨の大・小結節周辺で1つの腱板を形成し、肩関節の安定性に役立つ。

第3章 肩関節

関連問題

☐ **問13** Danielsらの徒手筋力テストで肩関節屈曲（前方挙上）の段階3の測定をする際、図のような代償がみられた。代償動作を生じさせている筋はどれか。（第52回理学療法士午後問5）

1. 回外筋
2. 上腕二頭筋
3. 前鋸筋
4. 肩甲下筋
5. 広背筋

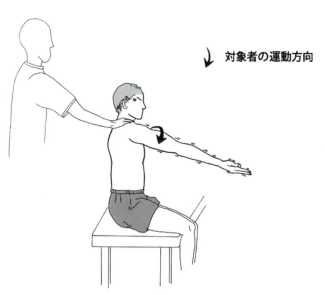
対象者の運動方向

肩関節｜伸展（後方挙上）
Shoulder Joint Extension (Backward Elevation)

主動作筋：三角筋、大円筋、広背筋

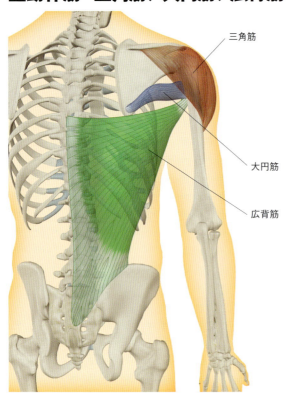
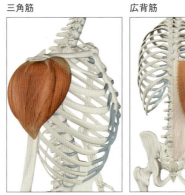
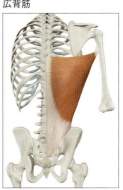
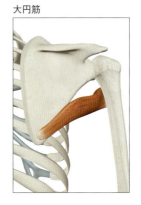

☐ 三角筋（後部線維）
Posterior Deltoid

☐ 大円筋
Teres major

☐ 広背筋
Latissimus dorsi

筋名	起始		停止		神経支配
三角筋（後部）	肩甲骨	肩甲棘 外側と外後側下縁	上腕骨	骨幹の三角筋粗面	腋窩神経 （C5,6）
大円筋		下角の背側面		結節間溝 　内唇	肩甲下神経 （C5〜7）
広背筋		棘突起：第6〜12胸椎、第1〜5腰椎、仙椎 棘上靭帯、第9〜12肋骨、腸骨稜の後方、胸腰筋膜		結節間溝 　底	胸背神経 （C5〜8）
				上腕の深部筋膜	

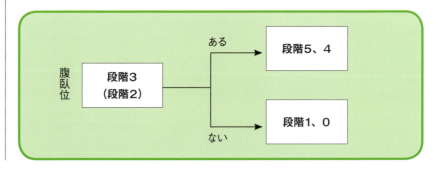

段階3（段階2）のチェック

- □ 検者はテストする側に立つ
- □ 対象者は腹臥位とし、頭は一側に向ける
- □ 両上肢は体側に置き、テスト側の上肢は内旋し手掌を上方に向ける
- □ 腕を検査台から離しできるだけ高く挙げるよう指示する

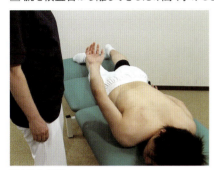

測定肢位（段階3）

- ➡ 徒手抵抗なしで全可動域の運動が可能な場合は**段階3**の筋力があると判断し、続けて**段階5**と**4**のテストを行う。
- ➡ 重力に抗して可動域の一部を運動可能な場合は**段階2**と判断する。関節運動が見られない場合は**段階1**と**0**のテストを行う。

段階5、4のテスト　〜抵抗を加える〜

- □ 抵抗を加える手は肘の直上、上腕の後面にあてがう
- □ 持ち上げた腕を押し下げるように抵抗を加えることを説明する
- □ 抵抗に負けずに挙上位を保つよう指示する
- □ 抵抗はまっすぐ下方に向かって加える

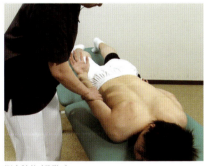 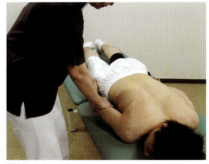

測定肢位（段階5）　　　　測定肢位（段階4）

- ➡ 最大抵抗に負けずに最終到達位置を保てる場合は**段階5**、最大抵抗にはやや負けるが、強力なあるいは中等度の抵抗に対して位置を保てる場合は**段階4**と判断する。
- ➡ 抗重力位は保てても抵抗をかけると負けてしまう場合は**段階3**と判断する。

段階1、0のテスト

- 検者はテストする側に立つ
- 腋窩の直上、肩の後方で三角筋後部線維を触知する
- 腋窩の直下、肩甲骨の外側縁で大円筋を触知する
- 検査台から上肢を持ち上げるように指示する

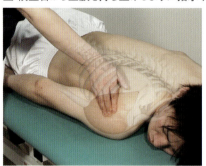
三角筋の触察

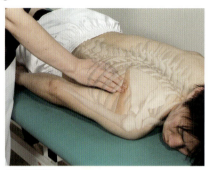
大円筋の触察

➡ 筋収縮を触知できるものの、関節運動が起こらない場合は**段階1**、筋収縮が触知できない場合は**段階0**と判断する。

> **豆知識**
>
> 肩関節の伸展筋の神経支配は、後神経束由来である。後神経束は、上から上位の肩甲下神経（肩甲下筋へ）、胸背神経（広背筋へ）、下位の肩甲下神経（大円筋と肩甲下筋へ）の順で枝分かれした後、腋窩神経（三角筋へ）と橈骨神経となる。

関連問題

- **問14** Danielsらの徒手筋力テストの測定肢位で正しいのはどれか。（第46回作業療法士午後問1）

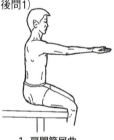
1. 肩関節屈曲

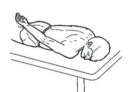
2. 肩関節伸展

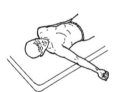
3. 肩関節水平内転

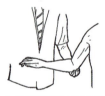
4. 肘関節屈曲（上腕二頭筋）

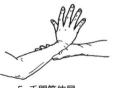
5. 手関節伸展

肩関節 外転（側方挙上）
Shoulder Joint Abduction

主動作筋：三角筋、棘上筋

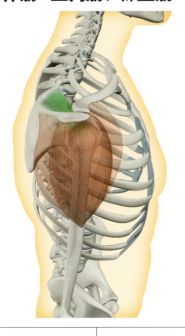

三角筋
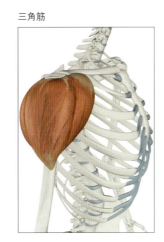

棘上筋
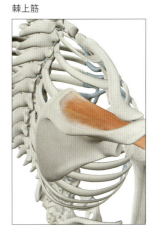

□ 三角筋中部線維
　Middle Deltoid

□ 棘上筋
　Supraspinatus

筋名	起始		停止	神経支配
三角筋（中部）	肩甲骨	肩峰 外側縁 上面 肩甲棘稜	上腕骨 骨幹の三角筋粗面	腋窩神経 （C5,6）
棘上筋		棘上窩内側2/3 棘上筋膜	大結節上面 肩甲上腕関節の関節包	肩甲上神経 （C5,6）

豆知識

棘上筋は、外転運動時最初に活動し、三角筋により上腕骨頭が上方に移行するのを防ぐ。ローテーターカフ（回旋筋腱板）を形成する4つの筋群のうちの1つである。

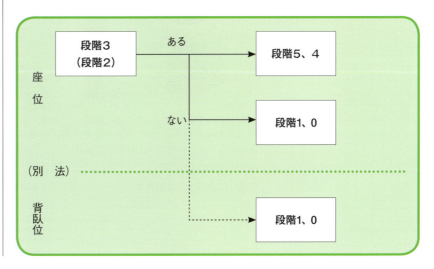

段階3（段階2）のチェック

- [ ] 検者はテストする側の後ろに立つ
- [ ] 対象者は肘を軽く屈曲し、両上肢を体側に置く
- [ ] 検者はテスト側の肩関節の上面、肩峰の外側で三角筋の収縮を触知する（段階2）
- [ ] 腕を肩の高さまで外転するよう指示する

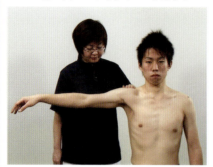
測定肢位（段階3）

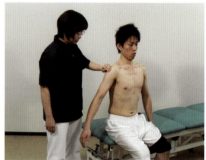
測定肢位（段階2）

> ➡ 徒手抵抗なしで全可動の運動が可能な場合は**段階3**の筋力があると判断し、続けて**段階5**と**4**のテストを行う。
> ➡ 重力に抗して可動域の一部運動可能な場合は**段階2**と判断する。関節運動が見られない場合は**段階1**と**0**のテストを行う。

段階5、4のテスト　～抵抗を加える～

- [ ] 抵抗を加える手は上腕骨の遠位、肘の直上にあてがう
- [ ] 持ち上げた腕を押し下げるように抵抗を加えることを説明する
- [ ] 抵抗に負けずに外転位を保つよう指示する
- [ ] 抵抗はまっすぐ下方に向かって加える

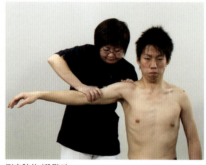
測定肢位（段階5）

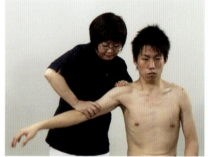
測定肢位（段階4）

> ➡ 最大抵抗に負けずに最終位置（90°）を保てる場合は**段階5**、最大抵抗にはやや負けるが、強力なあるいは中等度の抵抗に対して最終位置（90°）を保てる場合は**段階4**と判断する。
> ➡ 抗重力位は保てても抵抗をかけると負けてしまう場合は**段階3**と判断する。

段階1、0のテスト

- □ 検者は対象者の後方、テストする側に立つ
- □ テスト側の上肢の肘部分を抱くようにし、肩関節外転約90°の位置で前腕の重量を支える
- □ 肩峰の外側面で三角筋の収縮を、また肩甲骨の棘上窩で棘上筋の収縮を触知する
- □ 肩関節90°外転位を保つよう指示する

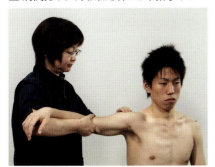

測定肢位（段階1,0）

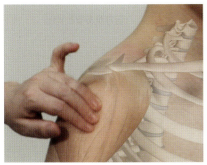

三角筋の触察

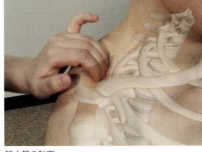

棘上筋の触察

➡ 筋収縮を触知できるものの、関節運動が起こらない場合は**段階1**、筋収縮が触知できない場合は**段階0**と判断する。

ポイント

棘上筋は、腕を体側に垂らした肢位から肩関節外転運動を開始する際に最初に活動し、外転90°の位置で活動がピークとなる。これは重力による肩関節の圧縮負荷が最大となる位置である。また棘上筋は、外転運動中に三角筋の収縮により上腕骨頭が上方に偏位するのを防ぐように働く。

別法　段階2、1、0のテスト　〜背臥位／重力最小位へ肢位を変える〜

- □ 検者はテストする側に立ち、テスト側の腕と検査台の摩擦が生じないよう腕の重量を支える
- □ 肩峰の外側面で三角筋の収縮を、また肩甲骨の棘上窩で棘上筋の収縮を触知する
- □ 腕を肩の高さまで外転するよう指示する

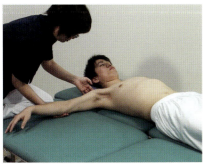

測定肢位（段階2）

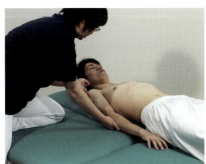

測定肢位（段階1,0）

- 重力最小位で全可動域の運動が可能な場合は**段階2**と判断する。
- 筋収縮を触知できるものの、関節運動が起こらない場合は**段階1**、筋収縮が触知できない場合は**段階0**と判断する。

代償動作

- [ ] 主動作筋の弱化がある場合、上腕二頭筋による代償が生じる場合があり、この際は肩関節の外旋と肘関節の屈曲が観察される
- [ ] 肩を高く持ち上げることによる代償が起こると、測定する方の肩甲帯の挙上が観察される
- [ ] 体幹の側屈による代償が起こると、測定する上肢と反対方向への体幹の側屈が観察される

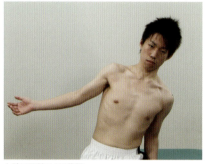

上腕二頭筋による代償

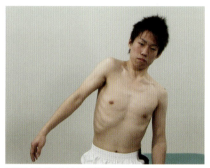

肩を高く挙げることによる代償

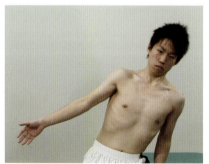

体幹の側屈による代償

関連問題

□ **問15** 正しい組合せはどれか。2つ選べ。(第42回共通午後問41)

1. 棘上筋————肩関節外転
2. 三角筋中部———肩関節内転
3. 小円筋————肩関節内旋
4. 肩甲下筋————肩関節水平屈曲
5. 広背筋————肩関節外旋

□ **問16** 付着部と筋との組合せで誤っているのはどれか。(第41回共通午後問4)

1. 大結節————棘上筋
2. 小結節————大胸筋
3. 烏口突起————小胸筋
4. 上腕骨内側上顆—長掌筋
5. 大転子————小殿筋

肩関節｜水平外転
Shoulder Joint Horizontal Abduction

主動作筋：三角筋

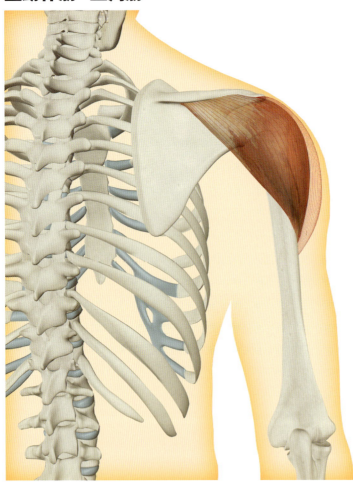
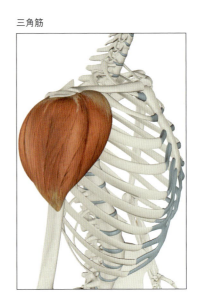
三角筋

☐ 三角筋後部線維
Posterior Deltoid

筋名	起始	停止	神経支配
三角筋（後部）	肩甲骨 肩甲棘の外側と 外後側下縁	上腕骨骨幹の 三角筋粗面	腋窩神経 （C5,6）

ポイント
肩甲骨の筋群が弱い場合には、検者は肩甲骨の外転が起こらないように、徒手的に肩甲骨を固定する。

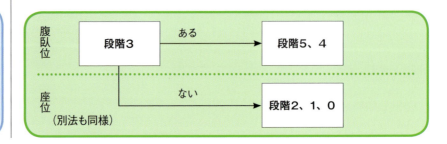

段階3のチェック

- [ ] 検者はテストする側に立つ
- [ ] 対象者は腹臥位となり、肩関節90°外転、肘関節90°屈曲して前腕を検査台の縁から下に垂らす
- [ ] 検者はテスト側の肩の上に片手を置き、肩甲骨を固定する
- [ ] 肘を天井の方に持ち上げるよう指示する

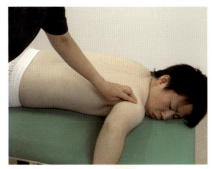

測定肢位（段階3）

➡ 徒手抵抗なしで全可動域の運動が可能な場合は**段階3**の筋力があると判断し、続けて**段階5と4**のテストを行う。
➡ **段階3**の筋力がない場合には**段階2と1、0**のテストを行う。

段階5、4のテスト　～抵抗を加える～

- [ ] 対象者は腹臥位となり、肩関節90°外転、肘関節は伸展位で、前腕を検査台の縁から外に出す
- [ ] 抵抗を加える手は肘の直上、上腕の後面にあてがう
- [ ] 持ち上げた腕を押し下げるように抵抗を加えることを説明する
- [ ] 肘関節を伸ばしたままで肘を天井の方に持ち上げ、抵抗に負けずに挙上位を保つよう指示する
- [ ] 抵抗はまっすぐ下方に向かって加える

> **ポイント**
>
> 段階3のテストでは肘関節が屈曲位、段階4、5のテストでは肘関節が伸展位であることに注意する。

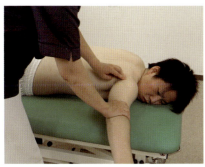

測定肢位（段階5）

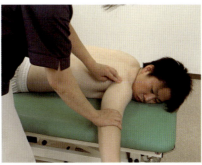

測定肢位（段階4）

➡ 最大抵抗に負けずに最終到達位置を保てる場合は**段階5**、最大抵抗にはやや負けるが、強力なあるいは中等度の抵抗に対して位置を保てる場合は**段階4**と判断する。
➡ 抗重力位は保てても抵抗をかけると負けてしまう場合は**段階3**と判断する。

段階2、1、0のテスト　～重力最小位へ姿勢を変える～

☐ 検者はテストする側に立ち、対象者の肘関節を軽度屈曲させて前腕遠位を下方から支える
☐ 腋窩のすぐ上方、肩関節後面で三角筋の後部線維の収縮を触知する
☐ 腕を後方へ動かすよう指示する

> **ポイント**
> 可動域は肩関節90°屈曲位から始めるときは、その範囲は90°となり、水平内転位から始めるときは、その範囲は130°となる。

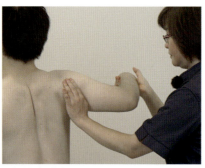
測定肢位（段階2）

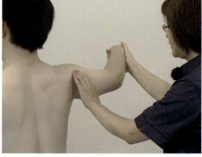
測定肢位（段階1）

➡ 重力最小位で全可動域の運動が可能な場合は**段階2**と判断する。
➡ 筋収縮を触知できるものの、関節運動が起こらない場合は**段階1**、筋収縮が触知できない場合は**段階0**と判断する。

別法　段階2、1、0のテスト～座位で検査台を用いる方法～

☐ 対象者は椅子などに腰掛け、腕を肩関節に90°外転位として滑りやすい検査台上に置く。肘関節は部分的な屈曲位とする
☐ 検者は対象者の後ろに立ち、一方の手を肩の上部に、他方を肩甲骨の上にあてがい安定にする
☐ 肩甲棘の下方外側と、腋窩に近い上腕後面で、三角筋の後部線維の収縮を触知する
☐ 腕を後方へ滑らせて動かすよう指示する

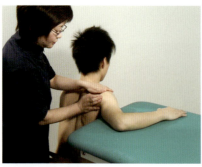
測定肢位（別法　段階2）

➡ 重力最小位で全可動域の運動が可能な場合は**段階2**と判断する。
➡ 筋収縮は触知できるものの、関節運動が起こらない場合は**段階1**、筋収縮が触知できない場合は**段階0**と判断する。

代償動作

□ 段階3以下のテストにおいては、上腕三頭筋長頭による代償動作がおこると、肘関節の伸展が観察される

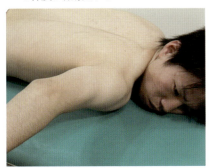

上腕三頭筋による代償

関連問題

□ **問17** Danielsらの徒手筋力テストで三角筋後部線維のテストとして正しいのはどれか。2つ選べ。（第49回理学療法士午前問2）

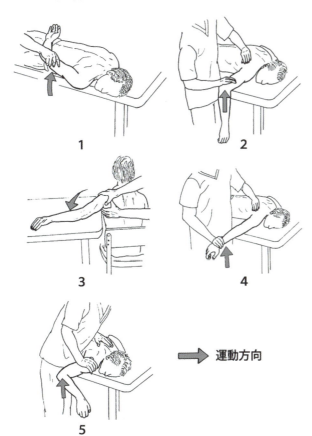

→ 運動方向

肩関節｜水平内転
Shoulder Joint Horizontal Adduction

主動作筋：大胸筋

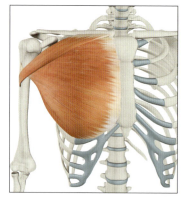

大胸筋

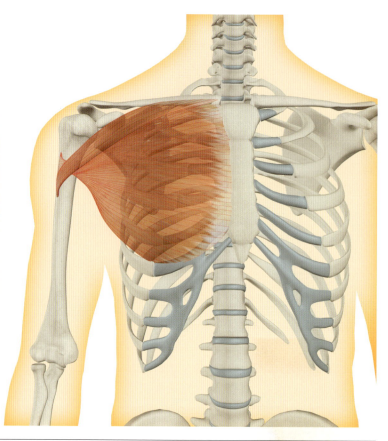

☐ 大胸筋
Pectoralis Major

筋名		起始	停止	神経支配
大胸筋	鎖骨部	鎖骨前面の 胸骨側半分	上腕骨 結節間溝 外唇	外側胸筋神経 （C5,6）
	胸肋部	胸骨前面第6肋骨まで 第2〜7肋軟骨 外腹斜筋の腱膜		内側胸筋神経 （C6〜Th1）

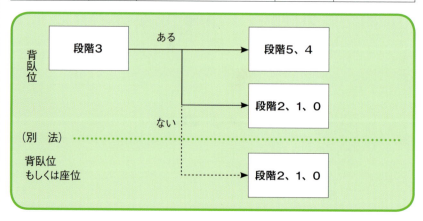

段階3のチェック

全体のテスト

□ 検者はテストする側に立つ
□ 対象者の肩関節を90°外転、肘関節を90°屈曲位とし、手関節部で上肢を支える
□ 胸の前をまっすぐ横切るように、上肢を水平方向に内転するよう指示する

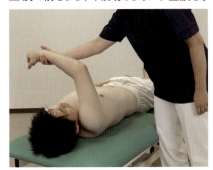

測定肢位（段階3　全体）

鎖骨部のテスト

□ 検者はテストする側に立つ
□ 対象者の肩関節を60°外転、肘関節を90°屈曲位とし、手関節部で上肢を支える
□ 他方の手で鎖骨の内側半分の下に触れ、大胸筋の鎖骨部線維の収縮を触知する
□ 上肢を対角線上に上内方へ向かって動かすよう指示する

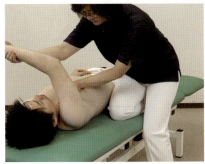

測定肢位（段階3　鎖骨部）

胸肋部のテスト

□ 検者はテストする側に立つ
□ 対象者の肩関節を120°外転、肘関節を90°屈曲位とし、手関節部で上肢を支える
□ 他方の手で腋窩下部の前方縁に触れ、大胸筋の胸肋部線維の収縮を触知する
□ 上肢を対角線上に下内方へ向かって動かすよう指示する

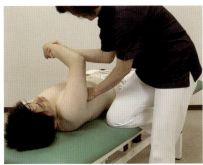

測定肢位（段階3　胸肋部）

ポイント

大胸筋は二重神経支配である。すなわち、鎖骨部は外側胸筋神経支配、胸肋部は内側胸筋神経支配である。加えて、これらの末梢神経はそれぞれ脊髄の髄節レベルが異なる。従って、末梢神経障害の場合にも頸髄損傷の場合にも、十分注意してこれらを個別に評価する必要がある。

- 徒手抵抗なしで全可動域の運動が可能な場合は**段階3**の筋力があると判断し、続けて**段階5**と**4**のテストを行う。
- **段階3**の筋力がない場合には**段階2**と**1**、**0**のテストを行う。

段階5、4のテスト ～抵抗を加える～

全体のテスト

- ☐ 抵抗を加える手は肘のすぐ近位で上腕にあてがう
- ☐ 他方の手で肩関節の内側、胸の上方部分に触れ、大胸筋の収縮をチェックする
- ☐ 水平内転した腕を引き戻すように抵抗を加えることを説明する
- ☐ 肩関節90°外転、肘関節90°屈曲位から、胸の前をまっすぐ横切るように上肢を水平方向に内転し、抵抗に負けずに腕の位置を保つよう指示する
- ☐ 抵抗は外方に向かって加える

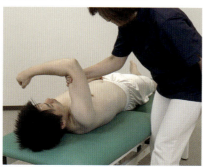
測定肢位（段階5　全体）

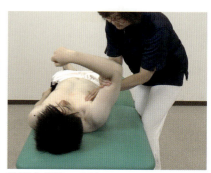
測定肢位（段階4　全体）

鎖骨部のテスト

- ☐ 抵抗を加える手は肘のすぐ近位で上腕にあてがう
- ☐ 他方の手で鎖骨の内側半分の下に触れ、大胸筋の鎖骨部線維の収縮を触知する
- ☐ 移動させた腕を引き戻すように抵抗を加えることを説明する
- ☐ 肩関節を60°外転、肘関節を90°屈曲位から、上肢を対角線上に上内方へ向かって動かし、抵抗に負けずに腕の位置を保つよう指示する
- ☐ 抵抗は外下方に向かって加える

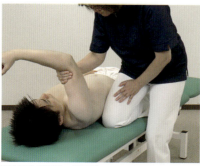
測定肢位（段階5　鎖骨部）

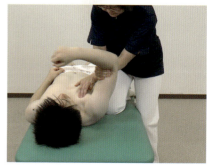
測定肢位（段階4　鎖骨部）

胸肋部のテスト

- [ ] 抵抗を加える手は肘のすぐ近位で上腕にあてがう
- [ ] 他方の手で腋窩下部の前方縁に触れ、大胸筋の胸肋部線維の収縮を触知する
- [ ] 移動させた腕を引き戻すように抵抗を加えることを説明する
- [ ] 肩関節を120°外転、肘関節を90°屈曲位から、上肢を対角線上に下内方へ向かって動かし、抵抗に負けずに腕の位置を保つよう指示する
- [ ] 抵抗は外上方に向かって加える

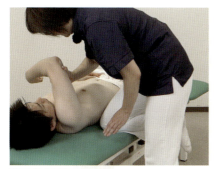
測定肢位（段階5　胸肋部）

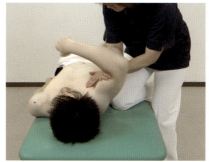
測定肢位（段階4　胸肋部）

➡ 最大抵抗に負けずに最終到達位置を保てる場合は**段階5**、最大抵抗にはやや負けるが、強力なあるいは中等度の抵抗に対して位置を保てる場合は**段階4**と判断する。
➡ 抗重力位は保てても抵抗をかけると負けてしまう場合は**段階3**と判断する。

段階2、1、0のテスト　〜背臥位もしくは座位〜

全体のテスト

- [ ] 検者はテストする側に立つ
- [ ] 対象者の肩関節を90°外転、肘関節を90°屈曲位とし、手関節部で上肢重量を支える
- [ ] 他方の手で肩関節の内側、胸の上方部分に触れ、大胸筋の収縮を触知する
- [ ] 胸の前をまっすぐ横切るように、上肢を水平方向に内転するよう指示する

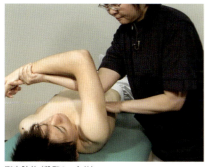
測定肢位（段階2　全体）

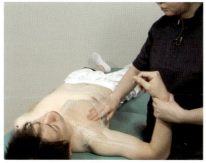
測定肢位（段階1,0　全体）

鎖骨部のテスト

- [ ] 検者はテストする側に立つ
- [ ] 対象者の肩関節を60°外転、肘関節を90°屈曲位とし、手関節部で上肢重量を支える
- [ ] 他方の手で鎖骨の内側半分の下に触れ、大胸筋の鎖骨部線維の収縮を触知する
- [ ] 上肢を対角線上に上内方へ向かって動かすよう指示する

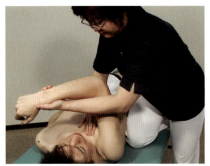

測定肢位（段階2　鎖骨部）

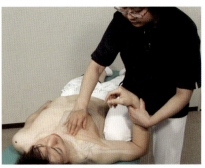

測定肢位（段階1,0　鎖骨部）

胸肋部のテスト

- [ ] 検者はテストする側に立つ
- [ ] 対象者の肩関節を120°外転、肘関節を90°屈曲位とし、手関節部下方で上肢重量を支える
- [ ] 他方の手で腋窩下部の前方縁に触れ、大胸筋の胸肋部線維の収縮を触知する
- [ ] 上肢を対角線上に下内方へ向かって動かすよう指示する

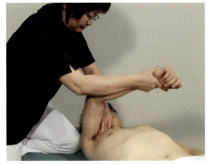

測定肢位（段階2　胸肋部）

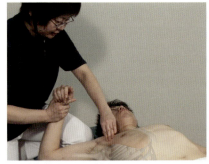

測定肢位（段階1,0　胸肋部）

- ➡ 重力最小位で全可動域の運動が可能な場合は**段階2**と判断する。
- ➡ 筋収縮は触知できるものの、関節運動が起こらない場合は**段階1**、筋収縮が触知できない場合は**段階0**と判断する。

別法　段階2、1、0のテスト　～座位で検査台を用いる方法～

□ 対象者は椅子などに腰掛け、肩関節を90°外転位として滑りやすい検査台上に置く。肘関節は軽度屈曲位とする
□ 検者は対象者の後方に立ち、一方の手を肩の上部に置いて固定する
□ 他方の手で肩関節の内側、胸の上方部分に触れ、大胸筋の収縮を触知する
□ 胸腕を前方へ滑らせて動かすよう指示する

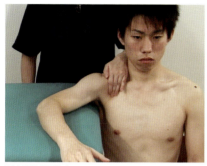
測定肢位（段階2）

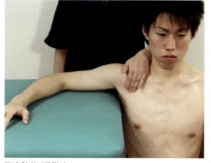
測定肢位（段階1）

- 重力最小位で全可動域の運動が可能な場合は**段階2**と判断する。
- 筋収縮は触知できるものの、関節運動が起こらない場合は**段階1**、筋収縮が触知できない場合は**段階0**と判断する。

ポイント

別法では鎖骨部と胸肋部を個々にテストすることはできない。

代償動作

□ 手関節部を固定された状態では、上腕三頭筋による代償により、肘を伸展させて肩甲帯を後退させることで肩関節の水平内転に見せかける場合がある

関連問題

□ **問18** Danielsらの徒手筋力テストを仰臥位で行うのはどれか。2つ選べ。（第43回作業療法士午前問42）

1. 前鋸筋　段階1（Trace）
2. 大胸筋　段階5（Normal）
3. 中殿筋　段階2（Poor）
4. 後脛骨筋　段階4（Good）
5. 腓腹筋　段階3（Fair）

肩関節 外旋
Shoulder Joint External Rotation

主動作筋：棘下筋、小円筋

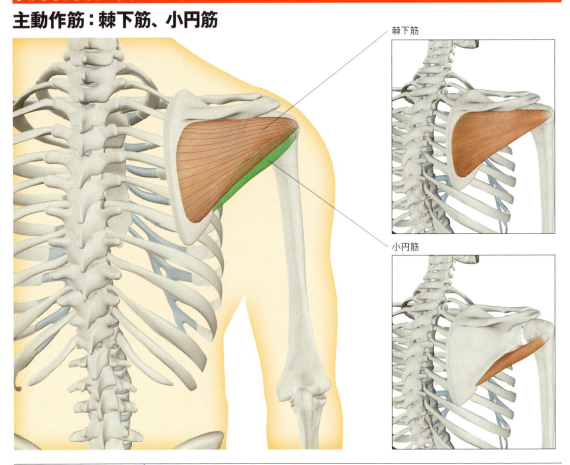

- 棘下筋
  Infraspinatus
- 小円筋
  Teres Minor

豆知識

ローテーターカフ（回旋筋腱板）とは、棘上筋、棘下筋、小円筋、肩甲下筋の4つの筋からなる。上腕骨の大・小結節周辺で1つの腱板を形成し、肩関節の安定性に役立つ。肩関節外旋筋の主動作筋には、4つのうち2つが含まれる。

筋名	起始		停止		神経支配
棘下筋	肩甲骨	棘下窩内側2/3 棘下筋膜	上腕骨大結節	中面	肩甲上神経 (C5,6)
小円筋		外側縁上2/3		下面 稜の上端	腋窩神経 (C5,6)
			肩甲上腕関節包		

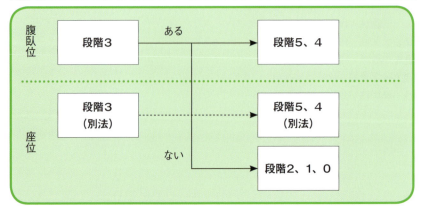

段階3のチェック

- □ 検者は対象者のウエストの位置でテストする側に立つ
- □ 対象者は頭を検査側に向け、肩関節90°外転、肘関節90°屈曲して前腕を検査台の縁から下に垂らす
- □ 肩を外旋して前腕を検査台の高さまで持ち上げるよう指示する

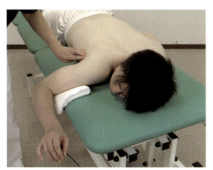

測定肢位（段階3）

> ➡ 徒手抵抗なしで全可動域の運動が可能な場合は**段階3**の筋力があると判断し、続けて**段階5と4**のテストを行う。
> ➡ **段階3**の筋力がない場合には**段階2**のテストを行う。

ポイント
上腕の位置を水平に保つため、上腕遠位にタオル等を挟んで調整するとよい。

別法　〜段階3のチェック（座位）〜

- □ 対象者を座らせ、検者はテストする側に立つ
- □ 対象者は肘関節を90°屈曲して手掌を腹部に当てる
- □ テスト中の肘屈曲位を保つため、テストする側の肘を下方から支え持つ
- □ 肩を外旋して手掌を腹部から離すよう指示する

ポイント
座位での段階3は、水平面状の運動となり、重力最小位となるので、検者は対象者の前腕背側面より内旋方向へ軽度な抵抗をかけることが望ましい。

段階5、4のテスト　〜抵抗を加える〜

- □ 抵抗を加える側の手を、対象者の前腕のできるだけ手関節近くに当てる
- □ 他方の手で対象者の肘関節を下方から支えるように固定する
- □ 持ち上げた前腕を押し戻すように抵抗を加えることを説明する
- □ 抵抗に負けずに肩関節外旋位を保つよう指示する
- □ 抵抗は前腕を押し下げるように加える

ポイント
肩関節の外旋のテストでの抵抗は、肩関節の生来の不安定性などがあり損傷が起こりやすいため、徐々に注意深く加える。

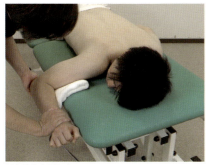

測定肢位（段階5）

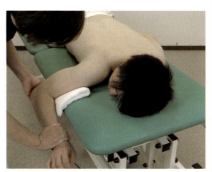

測定肢位（段階4）

- ➡ 抵抗に負けずに最終位置を保てる場合は**段階5**、抵抗にはやや負ける場合は**段階4**と判断する。
- ➡ 抗重力位は保てても抵抗を加えると耐えられない場合は**段階3**と判断する。

別法　段階5、4のテスト（座位）～抵抗を加える～

- □ 対象者を座らせ、検者はテストする側に立つ
- □ 対象者は肘関節を90°屈曲して手掌を腹部に当てる
- □ テスト中の肘屈曲位を保つため、テストする側の肘を下方から支え持つ
- □ 抵抗を加える手は手関節の近位で前腕の背側面に当てる
- □ 肩を外旋して手掌を腹部から離すよう指示する
- □ 抵抗は前腕を腹部の方向へ押し戻すように加える

段階2、1、0のテスト

- □ 対象者を座らせ、検者はテストする側に立つ
- □ 対象者は肘関節を90°屈曲、前腕は中間位で手掌を腹部に当てる
- □ 検者は一方の手で屈曲した肘の外側を固定し、反対の手で肩甲骨の棘下窩の部位、肩甲棘の下で棘下筋の腱を触知する。小円筋は腋下の下縁で肩甲骨の腋下側に沿って触知する
- □ 肩関節を外旋して手掌を腹部から離すよう指示する

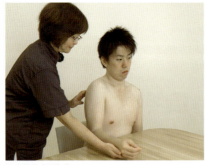
測定肢位（段階2）

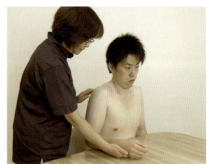
測定肢位（段階1,0）

- ➡ 重力最小位で全可動域の運動が可能な場合は**段階2**と判断する。
- ➡ 筋収縮を触知できるものの、関節運動が起こらない場合は**段階1**、筋収縮が触知できない場合は**段階0**と判断する。

> **ポイント**
>
> 対象者の前方に、肘関節を90°屈曲した状態で前腕をのせられる高さの机を設置し、この上を滑らせるように肩関節を外旋させてもよい。この場合、検者は対象者の手部を下方から支えて机と前腕の摩擦を減じる。

関連問題

☐ **問19** 肩腱板（回旋筋腱板）を構成しないのどれか。（第39回共通午後問6）

1. 棘上筋
2. 棘下筋
3. 大円筋
4. 小円筋
5. 肩甲下筋

☐ **問20** 肩甲骨を下制しないのはどれか。（第43回共通午後問41）

1. 僧帽筋下部
2. 菱形筋
3. 小胸筋
4. 広背筋
5. 大胸筋

☐ **問21** 筋と基本肢位からの肩関節運動の組合せで正しいのはどれか。2つ選べ。（第46回共通午前問71）

1. 棘上筋―― 外転
2. 大円筋―― 屈曲
3. 小円筋―― 内旋
4. 広背筋―― 伸展
5. 烏口腕筋―― 伸展

肩関節 内旋
Shoulder Joint Internal Rotation

主動作筋：肩甲下筋、大円筋、大胸筋、広背筋

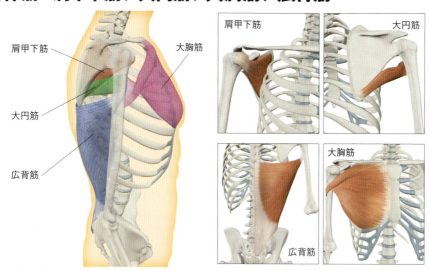

- 肩甲下筋 Subscapularis
- 大円筋 Teres Major
- 大胸筋 Pectoralis Major
- 広背筋 Latissimus Dorsi

筋名	起始		停止			神経支配
肩甲下筋	筋間中隔 肩甲下筋の腱膜		肩甲上腕関節の関節包前面		肩甲下神経	(C5,6)
大円筋	肩甲骨	肋骨面	上腕骨	小結節 結節間溝	内唇	(C5〜7)
		下角の背側面				
大胸筋	鎖骨部	鎖骨前面の胸骨側半分			外唇	外側胸筋神経 (C5,6)
	胸肋部	胸骨前面第6肋骨まで 第2〜7肋軟骨 外腹斜筋の腱膜				内側胸筋神経 (C6〜Th1)
広背筋	棘突起：第6〜12胸椎 第1〜5腰椎 仙椎 棘上靭帯、第9〜12肋骨、腸骨稜の後方、胸腰筋膜		上腕の深部筋膜		底	胸背神経 (C6〜8)

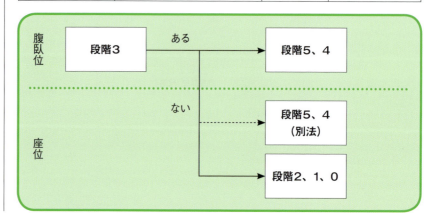

段階3のチェック

- [ ] 検者はテストする側に立つ
- [ ] 対象者は頭をテスト側に向け、肩関節90°外転、肘関節90°屈曲して前腕を検査台の縁から下に垂らす
- [ ] 肩を内旋して前腕を背面に向けて持ち上げるよう指示する

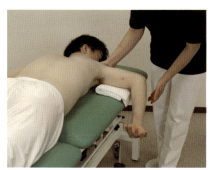

測定肢位（段階3）

> ⮕ 徒手抵抗なしで全可動域の運動が可能な場合は**段階3**の筋力があると判断し、続けて**段階5と4**のテストを行う。
> ⮕ **段階3**の筋力がない場合には**段階2**のテストを行う。

ポイント

上腕の位置を水平に保つため、上腕遠位にタオル等を挟んで調整するとよい。

段階5、4のテスト ～抵抗を加える～

- [ ] 抵抗を加える側の手を、対象者の手関節の近位に当てる
- [ ] 他方の手は対象者の肘関節にあてがい、抵抗をかける際の固定に用いる
- [ ] 背面に向けて持ち上げた前腕を押し戻すように抵抗を加えることを説明する
- [ ] 抵抗に負けずに肩関節内旋位を保つよう指示する
- [ ] 抵抗は前腕を押し下げるように加える

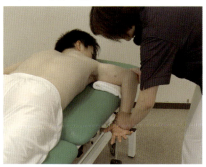 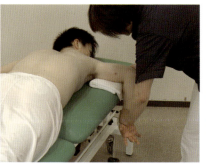

測定肢位（段階5）　　　　測定肢位（段階4）

> ⮕ 強い抵抗に負けずに最終位置を保てる場合は**段階5**、強い抵抗にはやや負ける場合は**段階4**と判断する。
> ⮕ 抗重力位は保てても抵抗をかけると負けてしまう場合は**段階3**と判断する。

ポイント

肩関節の内旋のテストでの抵抗は、肩関節の生来の不安定性などがあり損傷が起こりやすいため、徐々に注意深く加える。

別法　段階5、4のテスト　～座位・抵抗を加える～

□ 対象者を座らせ、検者はテストする側に立つ
□ 対象者は肩関節内外旋中間位、前腕中間位とし、肘関節を90°屈曲する
□ 検者は一方の手で、テストする側の肘の内側を固定する
□ 抵抗を加える手は手関節の近位で前腕の掌側面に当てる
□ 肩を内旋して手掌を腹部へ近づけるよう指示する
□ 抵抗は前腕を引き戻すように加える

段階2、1、0のテスト

□ 検者はテストする側に立つ
□ 対象者は肩関節内外旋中間位、前腕中間位とし、肘関節を90°屈曲する
□ 検者は一方の手で、テストする側の手関節の近位で前腕を下方より固定する
□ 他方の手を腋窩の深部に当て、肩甲下筋の腱を触知する
□ 肩を内旋して手掌を腹部の方へ引くよう指示する

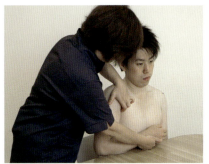
測定肢位（段階2）

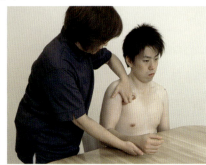
測定肢位（段階1,0）

➡ 重力最少位で可能な運動域を動かせる場合は**段階2**と判断する。筋収縮を触知できるものの、関節運動が起こらない場合は**段階1**、筋収縮が触知できない場合は**段階0**と判断する。

> **ポイント**
>
> 対象者の前方に、肘関節を90°屈曲した状態で前腕を載せられる高さの机を設置し、この上を滑らせるように肩関節を外旋させてもよい。この場合、検者は対象者の手部を下方から支えて机と前腕の摩擦を減じる。

関連問題

□ **問22** 肩甲下筋の付着部位で正しいのはどれか。(第46回共通午後問51)

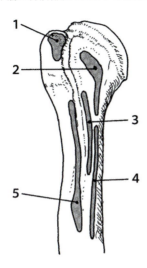

□ **問23** 筋と上腕骨の付着部の組合せで正しいのはどれか。2つ選べ。(第47回共通午後問52)

1. 三角筋── 大結節
2. 棘上筋── 大結節
3. 棘下筋── 小結節
4. 小円筋── 大結節
5. 肩甲下筋── 大結節

□ **問24** 肋骨に付着する筋はどれか。(第50回共通午後問53)

1. 広背筋
2. 僧帽筋
3. 小円筋
4. 大菱形筋
5. 肩甲下筋

豆知識

　肩甲下筋は、ローテーターカフ(回旋筋腱板)を構成する4つの筋の中で、最も大きい筋である。この筋は、肩甲上腕関節の前方に位置し、安定性に役立つ。

　内旋運動は、主動作筋が4つで主動作筋が2つの外旋筋と比較すると筋の数および筋量も大きいため強力な運動となる。

□ **問25** 筋の付着部で正しいのはどれか。(第44回共通午後問8)

1. ①上腕二頭筋長頭
2. ②上腕二頭筋短頭
3. ③小円筋
4. ④棘下筋
5. ⑤小胸筋

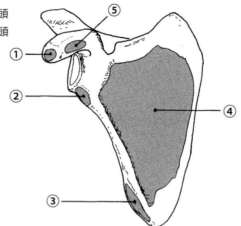

第4章
肘関節・前腕

肘関節 屈曲
Elbow Joint Flexion

主動作筋：上腕二頭筋、上腕筋、腕橈骨筋

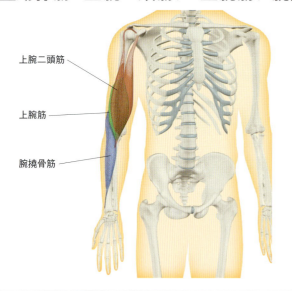
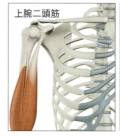
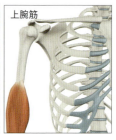
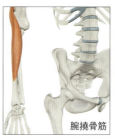

- □ 上腕二頭筋　Biceps Brachii
- □ 上腕筋　Brachialis
- □ 腕橈骨筋　Brachioradialis

筋名			起始		停止		神経支配
上腕二頭筋	短頭	肩甲骨	烏口突起尖端		橈骨粗面 上腕二頭筋腱膜		筋皮神経 (C5,6)
	長頭		関節上結節				
			肩甲上腕関節包ならびに関節唇				
上腕筋		上腕骨	骨幹前面遠位1/2	筋間中隔	尺骨粗面 尺骨の鉤状突起	内側	
腕橈骨筋			外側顆上稜近位2/3		橈骨遠位端 橈骨の茎状突起の近位	外側	橈骨神経 (C5,6)

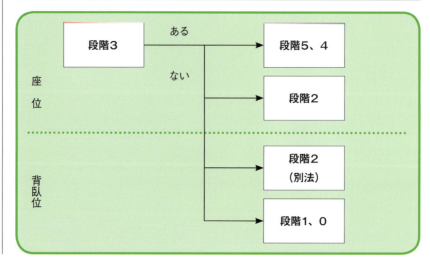

段階3のチェック

- □ 検者はテストする側に立つ
- □ 検者はテスト側の肘頭を掌で覆うように下方から支える
- □ テストする筋によって前腕の肢位を変える：上腕二頭筋の場合は回外位，上腕筋の場合は回内位，腕橈骨筋の場合は中間位（段階5～0とも共通）
- □ 肘関節を曲げるよう指示する

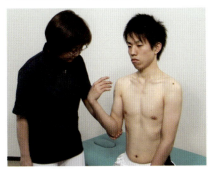

測定肢位（段階3　上腕二頭筋）

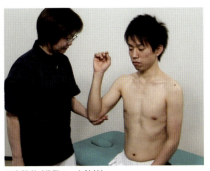

測定肢位（段階3　上腕筋）

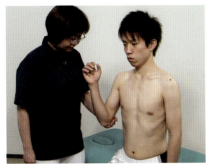

測定肢位（段階3　腕橈骨筋）

- ➡ 徒手抵抗なしで全可動域の運動が可能な場合は**段階3**の筋力があると判断し，続けて**段階5**と**4**のテストを行う．
- ➡ **段階3**の筋力がない場合には**段階2**のテストを行う．

ポイント

対象者の前腕の肢位はすべての段階において以下の通りとし，個々に検査を行う．

上腕二頭筋：回外位
上腕筋　　：回内位
腕橈骨筋　：中間位

段階5、4のテスト　～抵抗を加える～

□ 抵抗を加える側の手で、対象者の手関節の近位掌側面を握る
□ 他方の手で対象者の肩関節前面を押さえ固定する
□ 曲げた肘を押し戻すように抵抗を加えることを説明する
□ 個々の前腕の肢位をとらせ、抵抗に負けずに屈曲位を保つよう指示する
□ 抵抗は肘を伸ばすように加える

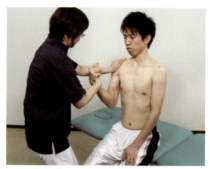
測定肢位（段階5　上腕二頭筋）

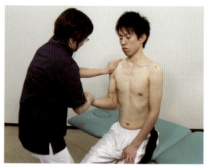
測定肢位（段階4　上腕二頭筋）

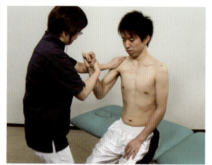
測定肢位（段階5　上腕筋）

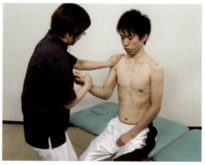
測定肢位（段階4　上腕筋）

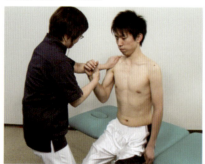
測定肢位（段階5　腕橈骨筋）

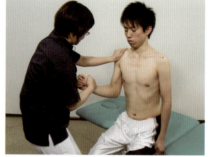
測定肢位（段階4　腕橈骨筋）

➡ 最大抵抗に負けずに最終位置をしっかり保てる場合は**段階5**、最大抵抗にはやや負けるが、強力なあるいは中等度の抵抗に対して最終位置を保てる場合は**段階4**と判断する。

➡ 抗重力位は保てても抵抗をかけると負けてしまう場合は**段階3**と判断する。

段階2のテスト　～重力最小位へ姿勢を変える～

□ 検者は対象者の前方に立つ
□ 肩関節を90°外転させ、肘関節の部分で上肢を下方から支え持つ
□ 他方の手で筋の収縮を触知する（上腕二頭筋の腱は肘関節前面のくぼみ、上腕筋は上腕遠位部で上腕二頭筋腱の内側、腕橈骨筋は前腕の外側）
□ 個々の前腕の肢位をとらせ、肘関節を曲げるよう指示する

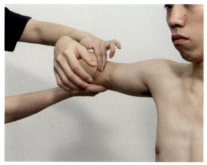

測定肢位（段階2　上腕二頭筋）

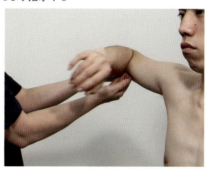

測定肢位（段階2　上腕筋）

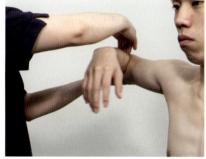

測定肢位（段階2　腕橈骨筋）

●重力最小位で全可動域の運動が可能な場合は**段階2**と判断する。
●関節運動が起こらない場合は、**段階1、0**のテストを行う。

別法　段階2のテスト　～座位のとれない対象者に対して～

□ 対象者は背臥位とし、検者はテストする側する側に立つ
□ 肘関節45°屈曲の位置で手関節を下方から支え持つ
□ 他方の手で筋の収縮を触知する
□ 個々の前腕の肢位をとらせ、肘関節を曲げるよう指示する

●肘関節45°屈曲位から開始し、全可動域の運動が可能な場合は**段階2**と判断する。

段階1、0のテスト　～背臥位へテスト肢位を変える～

- [ ] 検者はテストする側に立つ
- [ ] 肘関節45°屈曲の位置で手関節を下方から支え持つ
- [ ] 他方の手で筋の収縮を触知する
- [ ] 個々の前腕の肢位をとらせ、肘関節を曲げるよう指示する

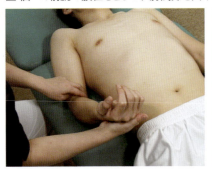

測定肢位（段階1,0　上腕二頭筋）

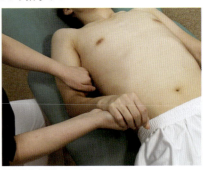

測定肢位（段階1,0　上腕筋）

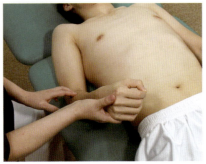

測定肢位（段階1,0　腕橈骨筋）

➡ 3つの筋のどれかに筋収縮が触知できる場合は**段階1**、筋収縮が触知できない場合は**段階0**と判断する。

代償動作

- [ ] 手関節屈筋群による代償が生じないよう、手関節は弛緩した状態を保つようにする

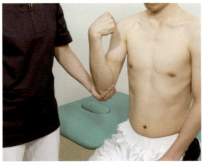

手関節屈筋群による代償

関連問題

問26 Danielsらの徒手筋力テストの肘関節屈曲の段階5の検査において、患者が座位で上肢を体側につけ、前腕中間位で測定することが望ましいとされている筋はどれか。（第49回作業療法士午前問23）

1. 長橈側手根伸筋
2. 上腕二頭筋
3. 腕橈骨筋
4. 円回内筋
5. 上腕筋

問27 橈骨と尺骨の両者に付着部を持つ筋で正しいのはどれか。2つ選べ。（第43回共通午後問8）

1. 方形回内筋
2. 橈側手根屈筋
3. 尺側手根屈筋
4. 浅指屈筋
5. 深指屈筋

豆知識

上腕筋の支配神経
上腕筋は筋皮神経支配であるが、上腕筋の外側部を橈骨神経により支配を受ける、二重神経支配となる場合がある。

腕橈骨筋の支配神経
橈骨神経は、上肢の伸展運動の筋を支配するが、上肢の屈筋である腕橈骨筋をも支配する。

肘関節 伸展
Elbow Joint Extension

主動作筋：上腕三頭筋

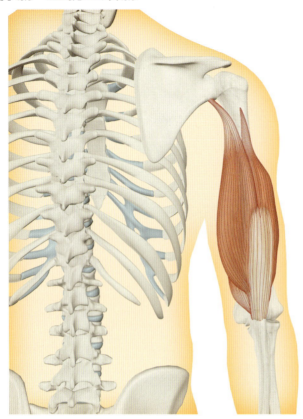
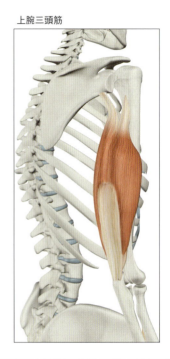

上腕三頭筋

☐ 上腕三頭筋
Triceps Brachii

筋名		起始				停止	神経支配
上腕三頭筋	長頭	肩甲骨関節下結節 肩甲上腕関節包				尺骨の肘頭上面 肘関節包 前腕筋膜と混合	橈骨神経 (C6〜8)
	外側頭	上腕骨骨幹	後面の斜走する稜	筋間中隔	外側		
	内側頭		後面全長		内側		

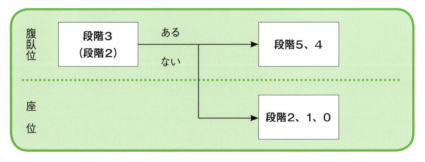

段階3（段階2）のチェック

- [ ] 検者はテストする側に立つ
- [ ] 検者はテスト側の肩関節を90°外転させ、肘関節を屈曲して検査台の縁から下に垂らす
- [ ] 対象者の上腕遠位を下方から支え持つ
- [ ] 肘関節を伸ばすよう指示する

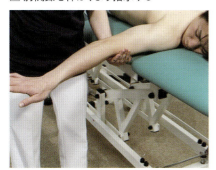

測定肢位（段階3）

- ➡ 徒手抵抗なしで全可動域の運動が可能な場合は**段階3**の筋力があると判断し、続けて**段階5**と**4**のテストを行う。
- ➡ **段階3**の筋力がない場合には**段階2**と**1、0**のテストを行う。

段階5、4のテスト　～抵抗を加える～

- [ ] 肘関節の過伸展を避けるため、肘関節軽度屈曲位をとらせる
- [ ] 抵抗を加える側の手で、対象者の手関節の近位を握る
- [ ] 伸ばした腕を押し下げるように抵抗を加えることを説明する
- [ ] 抵抗に負けずに肘関節伸展位を保つよう指示する
- [ ] 抵抗は前腕を下方へ押し下げるように加える

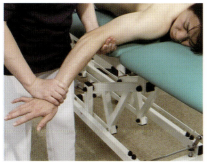 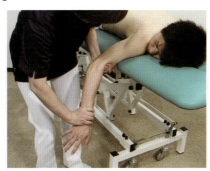

測定肢位（段階5）　　　測定肢位（段階4）

- ➡ 最大抵抗に負けずに最終位置をしっかり保てる場合は**段階5**、最大抵抗にはやや負けるが、中等度の抵抗に対して最終位置を保てる場合は**段階4**と判断する。
- ➡ 抗重力位は保てても抵抗をかけると負けてしまう場合は**段階3**と判断する。

ポイント

肘関節を過伸展し、肘をロックすることがないよう、抵抗を加えるときには軽度肘関節を屈曲位にする。

段階2、1、0のテスト　～重量最小位へ姿勢を変える～

- [ ] 検者はテストする側に立つ
- [ ] 肩関節を90°外転させ、肩関節内外旋中間位、肘関節135°屈曲の位置で上肢を下方から支え持つ
- [ ] 段階2のテストでは肘関節の部分で、段階1、0のテストでは前腕の下面で上肢重量を支え持つ
- [ ] 他方の手で上腕後面、肘頭の直上を触診し、上腕三頭筋の収縮を触知する
- [ ] 肘関節を伸ばすよう指示する

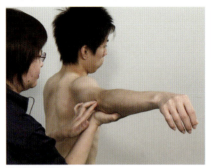

測定肢位（段階2）

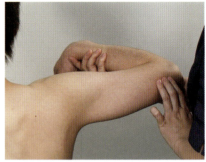

測定肢位（段階1,0）

➡ 重力最小位で全可動域の運動が可能な場合は**段階2**と判断する。
➡ 関節運動が起こらない場合は**段階1、0**のテストを行う。

代償動作

- [ ] 段階2のテストにおいては、肩関節外旋によって前腕を落下させることで肘関節の伸展に見せかける場合がある
- [ ] 段階2、1、0のテスト時に固定する部位を肘関節でなく手関節にすると、対象者が肩関節を水平内転することで肘関節伸展を生じさせる場合があるため、支える位置に注意する

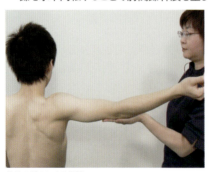

前腕の重みによる代償

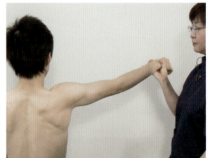

肩関節の水平内転による代償

関連問題

□ **問28** 図に示す頸髄損傷者の動作で上腕三頭筋筋力がMMT3以上必要なのはどれか。(第40回作業療法午前問10)

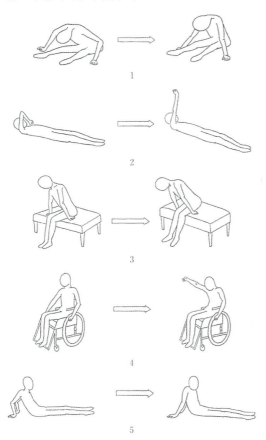

> **豆知識**
>
> **上腕三頭筋の支配神経**
> 上腕三頭筋は、上肢の伸展運動の主動作筋であるので、支配神経は橈骨神経支配となる。
>
> **上腕三頭筋と上腕二頭筋の長頭の起始の共通点**
> 両者とも肩甲骨の関節窩の上もしくは下に起始部をもつ。上腕二頭筋：関節上結節、上腕三頭筋：関節下結節

前腕 回外
Forearm Supination

主動作筋：回外筋、上腕二頭筋

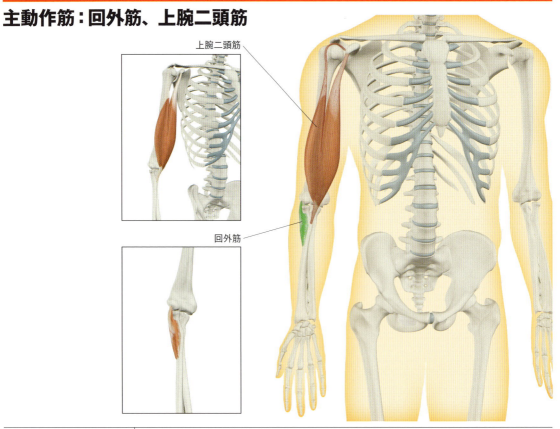

- 回外筋
  Supinator
- 上腕二頭筋
  Biceps Brachii

筋名	起始		停止	神経支配
回外筋	上腕骨外側上顆 尺骨回外筋稜 肘関節の橈側側副靭帯 橈尺関節の輪状靭帯 回外筋の腱膜		橈骨 骨幹近位1/3外側面	橈骨神経 (C6,7)
上腕二頭筋	短頭	肩甲骨 烏口突起尖端	橈骨粗面	筋皮神経 (C5,6)
		肩甲骨 関節上結節		
	長頭	肩甲上腕関節包ならびに関節唇	上腕二頭筋腱膜	

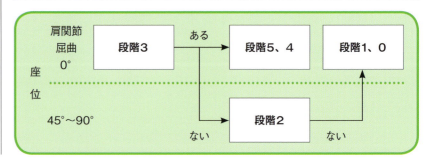

段階3のチェック

- 検者はテストする側もしくは対象者の前方に立つ
- 肘関節を90°屈曲させ、前腕を最大回内位とさせる
- 検者はテスト側の肘を下方から支える
- 手のひらを上に向けるよう指示する

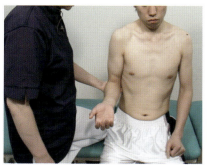

測定肢位（段階3）

- ➡ 徒手抵抗なしで全可動域の運動が可能な場合は**段階3**の筋力があると判断し、続けて**段階5**と**4**のテストを行う。
- ➡ **段階3**の筋力がない場合には**段階2**のテストを行う。

段階5、4のテスト 〜抵抗を加える〜

- 検査者は片方の手で肘を支え、抵抗を加える側の手掌を対象者の手関節の背側にそえる
- 上に向けた手のひらを下へ返すように抵抗を加えることを説明する
- 抵抗に負けずに手のひらを上に向けた肢位を保つよう指示する
- 前腕を回内させる方向へ抵抗を加える

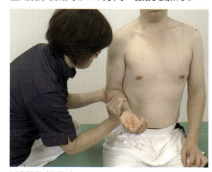

測定肢位（段階5）

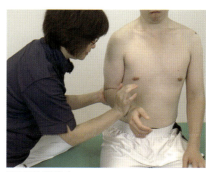

測定肢位（段階4）

- ➡ 最大抵抗に負けずに最終位置を保てる場合は**段階5**、最大抵抗にはやや負けるが、強力なあるいは中等度の抵抗に対して最終位置を保てる場合は**段階4**と判断する。
- ➡ 抗重力位は保てても抵抗をかけると負けてしまう場合は**段階3**と判断する。

豆知識

橈骨神経支配筋の特徴

1) 全ての上肢の伸展運動の主動作筋である。
① 筋の名称に*伸筋*がつく場合（例：長橈側手根*伸筋*、示指*伸筋*など）
② 運動が伸展である場合（上腕三頭筋と肘筋）

2) 上肢の伸展運動以外の4つの筋を支配している。
<屈曲運動の主動作筋>
① 上腕筋（外側部）
（但し、すべてではない）
② 腕橈骨筋
<その他>
③ 回外筋
④ 長母指外転筋

ポイント

検者は、対象者の前腕掌側面を握らないように注意する。

別法として、検者が握手をするように対象者の手を握り、これを介して回内方向へ抵抗を加えても良い。ただしこの方法が使用できるのは、対象者の手指や手関節の筋力が4〜5の段階にある場合のみである。

段階2のテスト ～重力最小位へ姿勢を変える～

□ 検者はテストする側に立つ
□ 肩関節を45°から90°程度屈曲させ、肘関節屈曲90°、前腕回内外中間位とさせる
□ 検者は肘関節の部分で上肢を下方から支え持つ
□ 手のひらを顔の方へ向けるよう指示する

ポイント

段階2のテストにおいては検査側の肩関節を45°から90°屈曲させた上で肘関節を90°屈曲位とするよう指示がある。しかし実際は、肩関節屈曲角度が90°に満たない場合に重力最小位とするためには、肘の屈曲角度を深くし、前腕の長軸を垂直方向に合わせる必要がある。

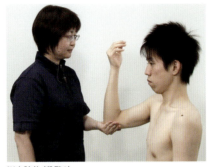

測定肢位（段階2）

➡ 重力最小位で全可動域の運動が可能な場合は**段階2**と判断する。
➡ 関節運動が起こらない場合は**段階1、0**のテストを行う。

段階1、0のテスト ～段階3の肢位にもどす～

□ 検者はテストする側もしくは対象者の前方に立つ
□ 肘関節を90°屈曲させ、前腕を最大回内位とさせる
□ 検者はテスト側の肘関節の遠位で、前腕を下方から支える
□ 他方の手で前腕の背側、橈骨頭の遠位に触れ、回外筋の収縮を触知する
□ 手のひらを上に向けるよう指示する

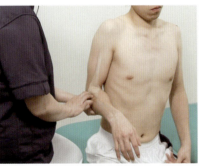

測定肢位（段階1,0）

➡ 筋収縮を触知できるものの、関節運動が起こらない場合は**段階1**、筋収縮が触知できない場合は**段階0**と判断する。

代償動作

☐ 主動作筋の弱化がある場合、肩関節の外旋・内転によって前腕を回外方向へ回転させる場合があるため注意する

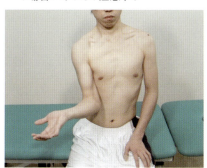

肩関節の外旋かつ内転による代償

> **豆知識**
>
> 非利き手の前腕の回旋筋力は、利き手の81〜95％程度とされている。

関連問題

☐ **問29** 前腕回外に作用する筋はどれか。（第52回共通午前問題71）

1. 長掌筋
2. 小指伸筋
3. 上腕二頭筋
4. 長母指屈筋
5. 橈側手根屈筋

前腕 回内
Forearm Pronation

主動作筋：円回内筋、方形回内筋

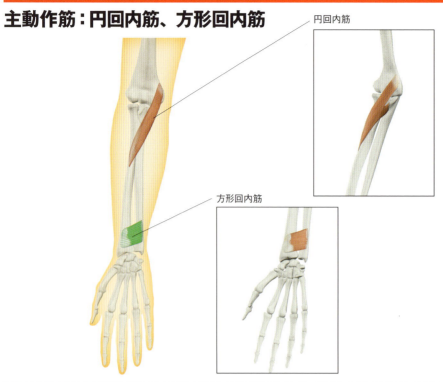

- □ 円回内筋
  Pronator Teres
- □ 方形回内筋
  Pronator Quadratus

筋名		起始		停止	神経支配
円回内筋	上腕頭	上腕骨骨幹内側上顆より近位 屈筋群の起始の共同屈筋腱 筋間中隔 前腕筋膜		中央外側面	（C6,7）
	尺骨頭	上腕頭と結合して共同腱		橈骨骨幹	正中神経
方形回内筋		尺骨	鉤状突起内側	遠位で尺骨切痕より上の前面	（C7,8）
			遠位1/4の前面を斜めに走行する稜		
		筋腱膜			

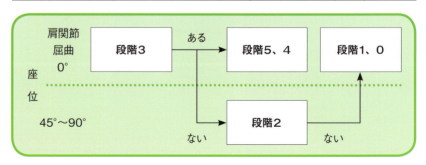

段階3のチェック

- [ ] 検者はテストする側もしくは対象者の前方に立つ
- [ ] 肘関節を90°屈曲させ、前腕を最大回外位とさせる
- [ ] 検者はテスト側の肘を下方から支える
- [ ] 手のひらを下に向けるよう指示する

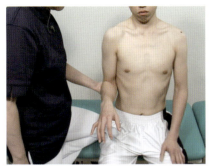

測定肢位（段階3）

> ➡ 徒手抵抗なしで全可動域の運動が可能な場合は**段階3**の筋力があると判断し、続けて**段階5**と**4**のテストを行う。
> ➡ **段階3**の筋力がない場合には**段階2**のテストを行う。

段階5、4のテスト 〜抵抗を加える〜

- [ ] 検査者は片方の手で肘を支え、抵抗を加える側の手掌を対象者の手関節の掌側面にそえる
- [ ] 下に向けた手のひらを上へ返すように抵抗を加えることを説明する
- [ ] 抵抗に負けずに手のひらを下に向けた肢位を保つよう指示する
- [ ] 前腕を回外させる方向へ抵抗を加える

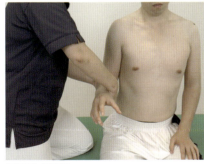

測定肢位（段階5）

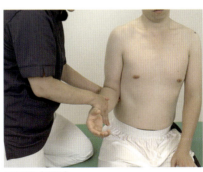

測定肢位（段階4）

> ➡ 最大抵抗に負けずに最終位置を保てる場合は**段階5**、最大抵抗にはやや負けるが、強力なあるいは中等度の抵抗に対して最終位置を保てる場合は**段階4**と判断する。
> ➡ 抗重力位は保てても抵抗をかけると負けてしまう場合は**段階3**と判断する。

ポイント

抵抗をかける際、橈骨頭の圧迫による痛みを避けるため、対象者の前腕掌側面に検者の手掌が接するように握り、小指球を使って橈骨に抵抗を加えるよう工夫するとよい。

ポイント

別法として、検者が握手をするように対象者の手を握り、これを介して回外方向へ抵抗を加えてもよい。ただしこの方法が使用できるのは、対象者の手指や手関節の筋力が4〜5の段階にある場合のみである。

ポイント

段階2のテストにおいては検査側の肩関節を45°から90°屈曲させた上で肘関節を90°屈曲位とするよう指示がある。しかし実際は、肩関節屈曲角度が90°に満たない場合に重力最小位とするためには、肘の屈曲角度を深くし、前腕の長軸を垂直方向に合わせる必要がある。

段階2のテスト ～重力最小位へ姿勢を変える～

- [ ] 検者はテストする側に立つ
- [ ] 肩関節を45°から90°程度屈曲させ、肘関節屈曲90°、前腕回内外中間位とさせる
- [ ] 検者は肘関節の部分で上肢を下方から支え持つ
- [ ] 手のひらを顔と反対の方へ向けるよう指示する

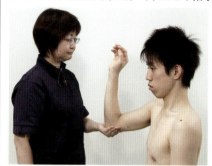

測定肢位（段階2）

➔ 重力最小位で全可動域の運動が可能な場合は**段階2**と判断する。
➔ 関節運動が起こらない場合は**段階1、0**のテストを行う。

段階1、0のテスト ～段階3の肢位にもどす～

- [ ] 検者はテストする側もしくは対象者の前方に立つ
- [ ] 肘関節を90°屈曲させ、前腕を最大回外位とさせる
- [ ] 検者はテスト側の肘関節の遠位で、前腕を下方から支える
- [ ] 他方の手で、前腕掌側面の上方1/3、上腕骨の内側顆から橈骨外側縁に引いた対角線上の部分に触れ、円回内筋の収縮を触知する
- [ ] 手のひらを下に向けるよう指示する

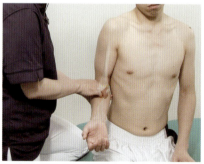

測定肢位（段階1,0）

➔ 筋収縮を触知できるものの、関節運動が起こらない場合は**段階1**、筋収縮が触知できない場合は**段階0**と判断する。

代償動作

- 主動作筋の弱化がある場合、肩関節の内旋・外転によって前腕を回内方向へ回転させる場合があるため注意する

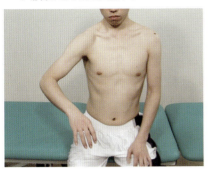
肩関節の内旋かつ外転による代償

豆知識

回内筋力は肘関節屈曲45°の位置で最大となることが報告されている。

関連問題

- **問30** Danielsらの徒手筋力テスト(筋力3)の検査肢位で誤っているのはどれか。ただし、矢印は被検者の運動方向を示す。(第43回作業療法士午前問3)

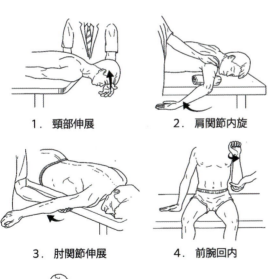

1. 頸部伸展
2. 肩関節内旋
3. 肘関節伸展
4. 前腕回内
5. 体幹回旋

第4章 肘関節・前腕

□ **問31** 肋骨に付着する筋はどれか。（第50回共通午後問53）

1. 広背筋
2. 僧帽筋
3. 小円筋
4. 大菱形筋
5. 肩甲下筋

□ **問32** 第2中手骨底に付着する筋はどれか。（第52回共通午前問54）

1. 円回内筋
2. 尺側手根屈筋
3. 浅指屈筋
4. 長掌筋
5. 橈側手根屈筋

□ **問33** 上腕骨小結節に付着する筋はどれか。（第52回共通午後問51）

1. 棘下筋
2. 棘上筋
3. 肩甲下筋
4. 小円筋
5. 上腕二頭筋

第5章
手関節

手関節 屈曲
Wrist Joint Flexion

主動作筋：橈側手根屈筋、尺側手根屈筋

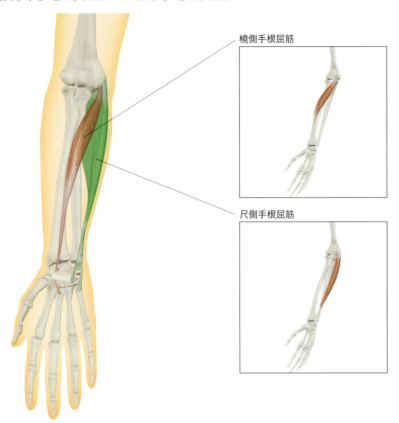

- ☐ 橈側手根屈筋
  Flexor Carpi Radialis

- ☐ 尺側手根屈筋
  Flexor Carpi Ulnaris

筋名	起始		停止	神経支配
橈側手根屈筋	上腕骨内側上顆	前腕筋膜 筋間中隔	第2と第3 中手骨底 （掌側面）	正中神経 （C6,7）
尺側手根屈筋	上腕頭		第5中手骨底 （掌側面） 豆状骨 有鈎骨	尺骨神経 （C7〜T1）
	尺骨頭	肘頭内側縁 尺骨骨幹後方近位2/3 筋間中隔		

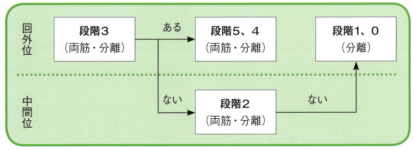

段階3のチェック

□ 対象者は腰を掛け、前腕回外位、手関節中間位または軽度伸展位におく
□ 検者は片方の手で対象者の前腕を手首の下で支える

両方の屈筋のテスト

□ 手関節を屈曲させるように指示する

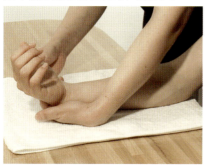

測定肢位（段階3　両筋）

橈側手根屈筋のテスト

□ 手関節を親指側に向かって屈曲させるように指示する

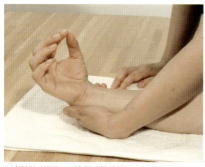

測定肢位（段階3　橈側手根屈筋）

尺側手根屈筋のテスト

□ 手関節を小指側に向かって屈曲させるように指示する

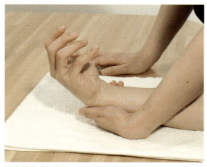

測定肢位（段階3　尺側手根屈筋）

> ● 徒手抵抗なしで全可動の運動可能な場合は**段階3**の筋力があると判断し、続けて**段階5**と**4**のテストを行う。
> ● **段階3**の筋力がない場合には**段階2**のテストを行う。

豆知識

主動作筋を別々に評価する意味

橈側手根屈筋と尺側手根屈筋では、髄節レベルと末梢神経が異なるので、末梢神経損傷や頸髄損傷の損傷レベルによっては、分けて検査をすることが大切である。

段階5、4のテスト　～抵抗を加える～

- [ ] 屈曲した手を押し下げるように抵抗をかけることを説明する
- [ ] 抵抗に負けずに屈曲位を保つよう指示する
- [ ] 抵抗を四指あるいは小指球の膨らみを用いて加える

両方の屈筋のテスト

- [ ] 対象者の手掌全体に手関節を伸展する方向にまっすぐ下方に向けて抵抗を加える

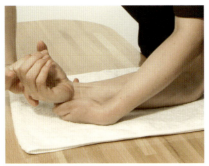
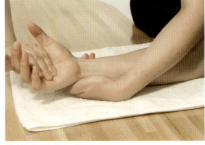

測定肢位（段階5　両筋）　　　　　　　　　測定肢位（段階4　両筋）

橈側手根屈筋のテスト

- [ ] 第1、第2中手骨の上に、手関節を伸展、尺側偏位の方向に抵抗を加える

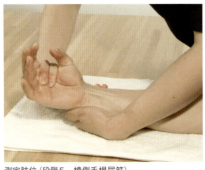
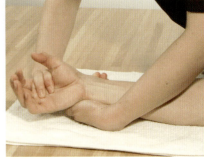

測定肢位（段階5　橈側手根屈筋）　　　　測定肢位（段階4　橈側手根屈筋）

尺側手根屈筋のテスト

- [ ] 第5中手骨の上に、手関節を伸展、橈側偏位の方向に抵抗を加える

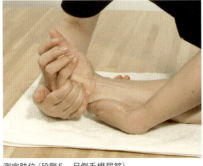
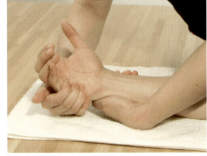

測定肢位（段階5　尺側手根屈筋）　　　　測定肢位（段階4　尺側手根屈筋）

➡ 最大抵抗に負けずに最終到達位置を保てる場合は**段階5**、最大抵抗にはやや負けるが、強力なあるいは中等度の抵抗に対して位置を保てる場合は**段階4**と判断する。
➡ 抗重力位は保てても抵抗をかけると負けてしまう場合は**段階3**と判断する。

段階2のテスト　～重力最小位へ肢位を変える～

☐ 対象者は前腕中間位で手の尺側縁を下にして肘と前腕を検査台の上におく
☐ 検者は対象者の前腕を手首の近位で支える

両方の屈筋のテスト
☐ 尺側縁を、検査台を滑らせながら手関節を屈曲するよう指示する

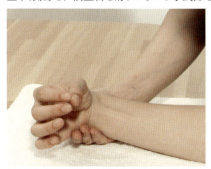
測定肢位（段階2　両筋）

橈側手根屈筋のテスト
☐ 検者は対象者の前腕を手首の近位で、検査台から浮くように支える
☐ 手関節を橈側に偏位させながら手関節を屈曲するよう指示する

尺側手根屈筋のテスト
☐ 検者は対象者の前腕を手首の近位で、検査台から浮くように支える
☐ 手関節を尺側に偏位させながら手関節を屈曲するよう指示する

➡ 重力最小位で全可動域の運動が可能な場合は**段階2**と判断する。

段階1、0のテスト　～前腕を回外位へもどす～

☐ 検者は手関節を屈曲位で支える
☐ 片方の手の示指の指腹を用いて対象とする筋の腱を手関節で触診する
　　橈側手根屈筋の腱：掌側面外側、長掌筋の外側
　　尺側手根屈筋の腱：掌側面内側、豆状骨の近位
☐ 手首を曲げるように指示する
☐ もう一度手首を曲げるように指示する
☐ 検者は筋の弛緩時と収縮時どちらのときも触診する

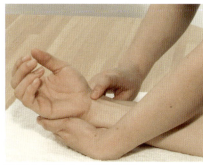
測定肢位（段階1,0　橈側手根屈筋）

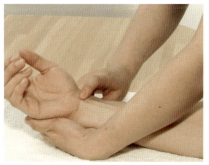
測定肢位（段階1,0　尺側手根屈筋）

ポイント
対象者の手の尺側面が検査台に触れないように注意する。検査台と手の摩擦による影響を避ける。

➡ 筋収縮を触知できるものの、関節運動が起こらない場合は**段階1**、筋収縮が触知できない場合は**段階0**と判断する。

代償動作

☐ 手指の屈筋群による代償が生じないよう、母指と手指は脱力状態を保つようにする

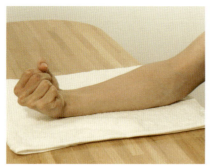

母指と指の屈筋による代償

関連問題

☐ **問34** 第2中手骨底に付着する筋はどれか。（52回共通午前問54）

1. 円回内筋
2. 尺側手根屈筋
3. 浅指屈筋
4. 長掌筋
5. 橈側手根屈筋

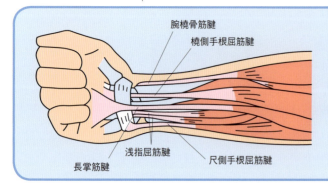

豆知識

体表から触知できる腱の走行

橈側掌側面から、腕橈骨筋腱、橈側手根屈筋腱、長掌筋腱、浅指屈筋腱、尺側手根屈筋腱となる。

手関節 伸展
Wrist Joint Extension

主動作筋：長橈側手根伸筋、短橈側手根伸筋、尺側手根伸筋

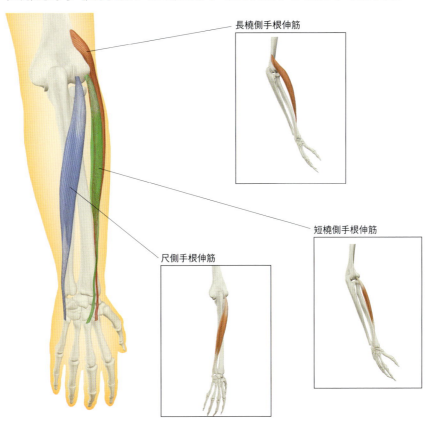

- ☐ 長橈側手根伸筋
  Extensor Carpi Radialis Longus
- ☐ 短橈側手根伸筋
  Extensor Carpi Radialis Brevis
- ☐ 尺側手根伸筋
  Extensor Carpi Ulnaris

筋名	起始		停止	神経支配	
長橈側手根伸筋	上腕骨外側顆上稜 前腕筋膜 筋間中隔		第2中手骨底（背面橈側）	橈骨神経	(C6,7)
短橈側手根伸筋	上腕骨外側上顆	肘関節の橈側側副靭帯	第3中手骨底（背面橈側） 第2中手骨（稀）		(C7,8)
尺側手根伸筋		尺骨後縁	第5中手骨底（内側の結節）		

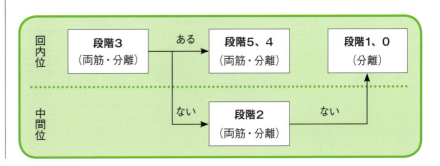

第5章 手関節

豆知識

橈骨神経支配筋の特徴
1) 筋の名称に伸筋と付く。
2) 肘関節から遠位の関節を伸展させる筋である。
上記の特徴に当てはまらないのは以下の4つ。
①腕橈骨筋
②回外筋
③長母指外転筋
④上腕筋の外側部（一部の人のみ）
なお、①と④は手関節屈筋である。

ポイント

段階3、4、5では、両筋の場合は、完全伸展が求められるが、個々の筋の検査では、完全伸展は求められない。

段階3のチェック

☐ 対象者は腰をかけ、肘を屈曲し前腕を回内位とし肘と前腕を検査台の上におく
☐ 検者は片方の手で対象者の前腕を手首の下で支える

両方の伸筋のテスト
☐ 手関節を伸展させるように指示する

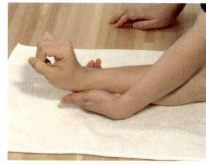

測定肢位（段階3　両筋）

橈側手根伸筋のテスト
☐ 手関節を親指側から伸展させるように指示する

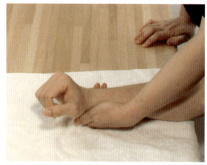

測定肢位（段階3　橈側手根伸筋）

尺側手根伸筋のテスト
☐ 手関節を小指側から伸展させるように指示する

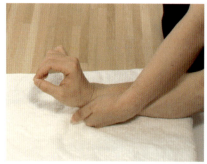

測定肢位（段階3　尺側手根伸筋）

➡ 徒手抵抗なしで全可動域の運動が可能な場合は**段階3**の筋力があると判断し、続けて**段階5**と**4**のテストを行う。
➡ **段階3**の筋力がない場合には**段階2**のテストを行う。

段階5、4のテスト　〜抵抗を加える〜

- □ 伸展した手を押し下げるように抵抗をかけることを説明する
- □ 抵抗に負けずに伸展位を保つよう指示する
- □ 抵抗を検者の四指あるいは小指球の膨らみを用いて加える

両方の伸筋のテスト

- □ 対象者の中手骨上から手関節を屈曲する方向にまっすぐ前下方に向けて抵抗を加える

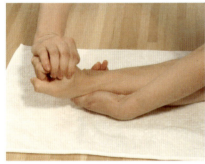
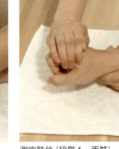

測定肢位（段階5　両筋）　　　測定肢位（段階4　両筋）

長、短橈側手根伸筋のテスト

- □ 第1、第2中手骨の上から、手関節を屈曲、尺側偏位の方向に抵抗を加える

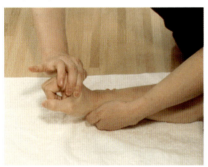
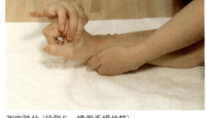
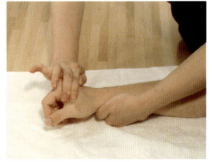

測定肢位（段階5　橈側手根伸筋）　　　測定肢位（段階4　橈側手根伸筋）

尺側手根伸筋のテスト

- □ 第5中手骨の上から、手関節を屈曲、橈側偏位の方向に抵抗を加える

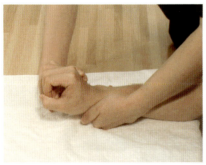
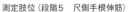
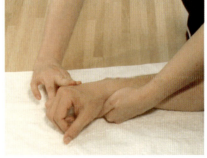

測定肢位（段階5　尺側手根伸筋）　　　測定肢位（段階4　尺側手根伸筋）

> ➡ 最大抵抗に負けずに最終到達位置を保てる場合は**段階5**、最大抵抗にはやや負けるが、強力あるいは中等度の抵抗に対して位置を保てる場合は**段階4**と判断する。
> ➡ 抗重力位は保てても抵抗をかけると負けてしまう場合は**段階3**と判断する。

段階2のテスト　～重力最小位へ肢位を変える～

☐ 対象者は前腕中間位で手の尺側縁を下にして肘と前腕を検査台の上におく
☐ 検者は対象者の前腕を手首の近位で支える

3つの伸筋のテスト

☐ 尺側縁を、検査台を滑らせながら手関節を伸展するよう指示する

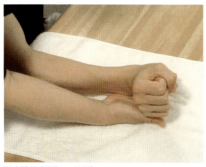

測定肢位（段階2　両筋）

長短橈側手根伸筋のテスト

☐ 検者は対象者の前腕を手首の近位で、検査台から浮くように支える
☐ 手関節を橈側に偏位させながら手関節を伸展するよう指示する

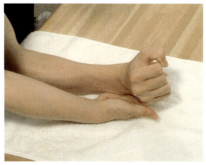

測定肢位（段階2　長橈側手根伸筋）

尺側手根伸筋のテスト

☐ 検者は対象者の前腕を手首の近位で、検査台から浮くように支える
☐ 手関節を尺側に偏位させながら手関節を伸展するよう指示する

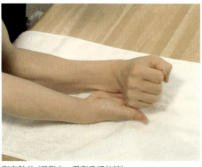

測定肢位（段階2　尺側手根伸筋）

➡ 重力最小位で全可動域の運動が可能な場合は**段階2**と判断する。

> **ポイント**
>
> 対象者の手の尺側面が検査台に触れないように注意する。検査台と手の摩擦による影響を避ける。

段階1、0のテスト　～前腕を回内位へもどす～

- [ ] 検者は手関節を伸展位で下方より支える
- [ ] 片方の手の示指の指腹を用いて対象とする筋の腱を手関節の背面で触知する
    - 長橈側手根伸筋の腱：第2中手骨の線上
    - 短橈側手根伸筋の腱：第3中手骨の線上
    - 尺側手根屈筋の腱　：第5中手骨の近位、尺側茎状突起のすぐ遠位

それぞれの筋に対して・・・

- [ ] 手首を伸展するように指示する
- [ ] もう一度手首を曲げるように指示する
- [ ] 検者は筋の弛緩時と収縮時どちらのときも触知する

> **ポイント**
>
> 各筋の収縮は、1本の指を用い1つの筋に触れることで触知する。

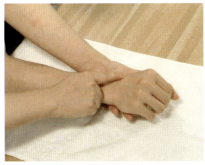
測定肢位（段階1,0　長橈側手根伸筋）

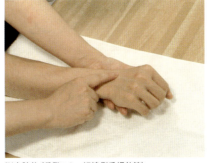
測定肢位（段階1,0　短橈側手根伸筋）

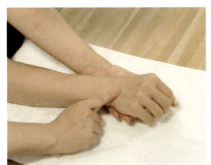
測定肢位（段階1,0　尺側手根伸筋）

> ● 筋収縮を触知できるものの、関節運動が起こらない場合は**段階1**、筋収縮が触知できない場合は**段階0**と判断する。

代償動作

☐ 手指の伸筋群による代償が生じないよう、手指は脱力し軽く屈曲した状態を保つようにする

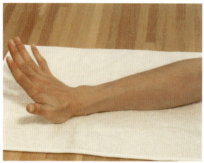

指の伸筋による代償

関連問題

☐ **問35** Danielsらの徒手筋力テストを図に示す。段階5の抵抗を加える位置が正しいのはどれか。2つ選べ。（第51回理学療法士午前問2）

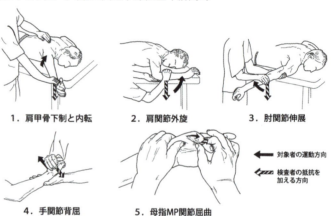

1. 肩甲骨下制と内転　　2. 肩関節外旋　　3. 肘関節伸展

4. 手関節背屈　　5. 母指MP関節屈曲

←　対象者の運動方向
⇐　検査者の抵抗を加える方向

豆知識

手関節背屈機能の残存した脊髄損傷患者（C6,7レベル）は物の把持に**腱作用効果（テノデーシス）**を利用できる。

腱作用効果（テノデーシス）とは、自動的または他動的に手関節を掌屈や背屈したときに起こる手関節と指の相反する動きをいう。

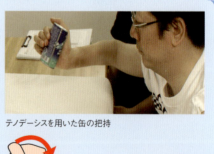

テノデーシスを用いた缶の把持

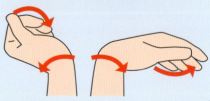

第6章
手指

手指中手指節（MP）関節｜屈曲
Fingers Metacarpophalangeal (MP) Joint Flexion

主動作筋：虫様筋、背側骨間筋、掌側骨間筋

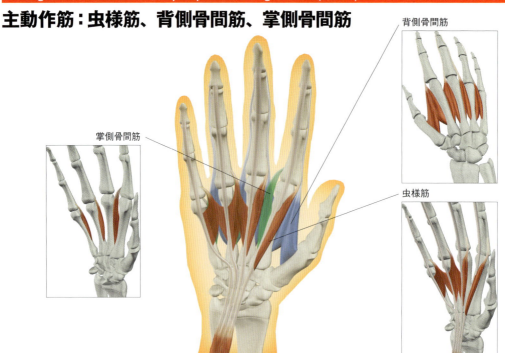

- □ 虫様筋
  Lumbricals
- □ 背側骨間筋
  Dorsal Interossei
- □ 掌側骨間筋
  Palmar Interossei

筋名			起始	停止	神経支配	
虫様筋	第1 第2	深指屈筋腱	示指（橈骨側、掌側面） 中指（橈骨側、掌側面）	指背腱膜	示指 中指	正中	(C8,T1)
	第3 第4		両腱の隣接側から2頭 中指・環指 環指・小指		環指 小指	尺骨	
背側骨間筋	4個 第1 第2 第3 第4	中手骨	中手骨の隣接側から2頭 母指と示指の間 示指と中指の間 中指と環指の間 環指と小指の間	基節骨底 指背腱膜	示指（橈側） 中指（橈側） 中指（尺側） 環指（尺側）	尺骨神経 (C8,T1)	
掌側骨間筋	3個 第1 第2 第3	中手骨	第2（尺側） 第4（橈側） 第5（橈側）	基節骨底 指背腱膜	示指（尺側） 環指（橈側） 小指（橈側）		

ポイント
手の筋力テストでの抵抗のかけ方は慎重に行う必要がある。具体的には、対象者の一本の指に対して、検者の1本の指で抵抗をかけるとよい。

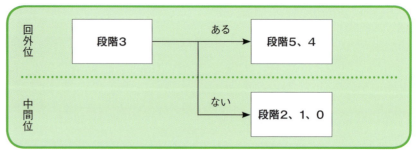

段階3のチェック

- [ ] 対象者は前腕回外位、手関節は中間位、中手指節（MP）関節は完全伸展、すべての指節間（IP）関節は屈曲位とする
- [ ] 検者はMP関節より近位で中手骨を固定する
- [ ] 指を伸展させるのと同時にMP関節のみ90°屈曲させる動きを、検者がやってみせる
- [ ] 対象者に上記の動きを同時にできるよう練習してもらう
- [ ] 指を伸展させると同時にMP関節のみ90°屈曲させるよう指示する

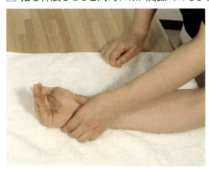

測定肢位（段階3）

- ➡ 徒手抵抗なしで全可動域の運動が可能な場合は**段階3**の筋力があると判断し、続けて**段階5と4**のテストを行う。
- ➡ **段階3**の筋力がない場合には**段階2**のテストを行う。

ポイント

正しい運動方向を教えるため、検者が実際の動きをやって見せ、対象者に練習を行わせるとよい。

段階5、4のテスト　～抵抗を加える～

- [ ] 指を伸展させたまま、MP関節を伸展させるように抵抗をかけることを説明する
- [ ] 抵抗に負けずにMP節屈曲を保つよう指示する
- [ ] 検者は指先1本をテストする指の基節骨の掌側に当て、抵抗を1本ずつMP関節が伸展する方向へ加える

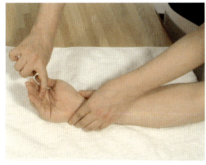 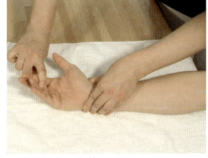

測定肢位（段階5　両筋）　　　　測定肢位（段階4　両筋）

- ➡ 最大抵抗に負けずに最終到達位を保てる場合は**段階5**、強度または中等度の抵抗に対して位置を保てる場合は**段階4**と判断する。
- ➡ 抗重力位は保てても抵抗をかけると負けてしまう場合は**段階3**と判断する。

ポイント

正しい運動方向を教えるため、検者が実際の動きをやって見せ、対象者に練習を行わせるとよい。

ポイント

掌側骨間筋と虫様筋は強く萎縮した手でなければ触察は可能ではない。

豆知識

指を動かす筋では、正中神経と尺骨神経支配の2重神経支配の筋が3つある。
① 虫様筋
② 深指屈筋
③ 短母指屈筋

段階2、1、0のテスト　～重力最小位へ肢位を変える～

☐ 対象者は前腕中間位、手関節は中間位、MP関節完全伸展、IP関節屈曲位とする
☐ 検者は中手骨を固定する
☐ 指を伸展させるのと同時にMP関節のみ90°屈曲させる動きを、検者がやってみせる
☐ 対象者に上記の動きを同時にできるよう練習してもらう
☐ 指を伸展させると同時にMP関節のみ90°屈曲させるよう指示する

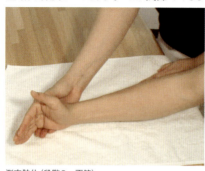

測定肢位（段階2　両筋）

➡ 重力最小位で可動域全体を動かすことが可能な場合は**段階2**と判断する。
➡ 全可動域の運動は不可能だがわずかな関節運動が観察できる場合は**段階1**、全く運動が起こらない場合は**段階0**と判断する。

代償動作

☐ 浅指屈筋と深指屈筋による代償が生じないよう、PIP関節とDIP関節は伸展位を保つようにする

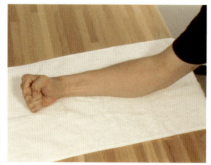

PIP関節とDIP関節の屈筋による代償

関連問題

☐ **問36** 手指の運動とそれに作用する筋の組合せで誤っているのはどれか。(第52回共通午後問71)

1. 母指MP関節伸展 ──── 短母指伸筋
2. 小指MP関節屈曲 ──── 短小指屈筋
3. 環指MP関節外転 ──── 背側骨間筋
4. 小指MP関節内転 ──── 掌側骨間筋
5. 中指MP関節伸展 ──── 虫様筋

☐ **問37** 筋腹が触診できるのはどれか。2つ選べ。(第45回共通午前問60)

1. 肩甲下筋
2. 腕橈骨筋
3. 長母指屈筋
4. 方形回内筋
5. 橈側手根屈筋

手指近位指節間（PIP）関節｜屈曲
Fingers Proximal interphalangeal (PIP) Joint Flexion

主動作筋：浅指屈筋

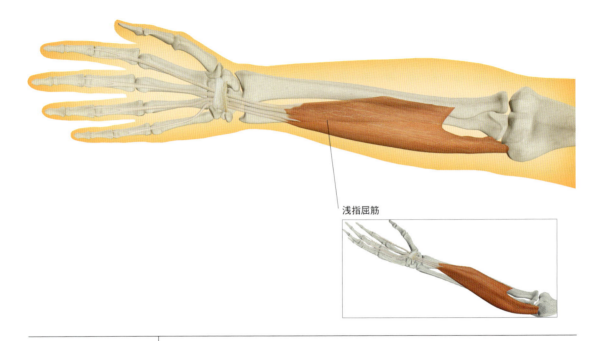

浅指屈筋

□ 浅指屈筋
Flexor Digitorum Superficialis

筋名		起始	停止	神経支配
浅指屈筋	上腕尺骨頭	上腕骨：内側上顆 屈筋共同腱 肘関節：内側側副靱帯 尺　骨：鈎状突起内側 筋間中隔	4つの腱は腱が2つずつ対になり中節骨底両側へ 浅い対：中指と環指 深い対：示指と小指	正中神経（C8,T1）
	橈骨頭	橈骨（骨幹、前面の斜めに走行する線）		

ポイント
小指の運動を分離することができなければ、小指と環指を同時にテストする。

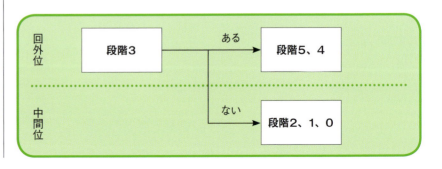

段階3のチェック

- [ ] 対象者は前腕回外位、手関節は中間位、テストする指を中手指節（MP）関節で軽度屈曲位とする
- [ ] 検者はテストする1本の指以外のすべての全関節を伸展位に保持する
- [ ] 指1本ずつ遠位指節間（DIP）関節は屈曲させないで、近位指節間（PIP）関節のみ屈曲するように指示する
- [ ] 検者はテストする指の末端を母指で弾くことにより、DIP関節が伸展位をとり、かつ深指屈筋が働いていないことを確かめる

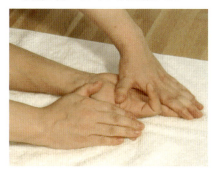

測定肢位（段階3）

➡ 徒手抵抗なしで全可動域の運動が可能な場合は**段階3**の筋力があると判断し、続けて**段階5**と**4**のテストを行う。
➡ **段階3**の筋力がない場合には**段階2**と**1**、**0**のテストを行う。

段階5、4のテスト　～抵抗を加える～

- [ ] PIP関節を伸展させるように抵抗をかけることを説明する
- [ ] 抵抗に負けずにPIP関節屈曲を保つよう指示する
- [ ] 検者は指先1本をテストする指の中節骨頭（遠位端）の掌側に当て、抵抗をDIP関節が伸展する方向へ加える

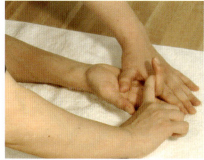
測定肢位（段階5）

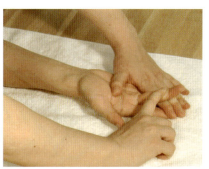
測定肢位（段階4）

➡ 最大抵抗に負けずに最終到達位置を保てる場合は**段階5**、中等度の抵抗に対して位置を保てる場合は**段階4**と判断する。
➡ 抗重力位は保てても抵抗をかけると負けてしまう場合は**段階3**と判断する。

段階2、1、0のテスト　～重力最小位へ肢位を変える～

- [ ] 対象者は、前腕中間位、手関節中間位、テストする指をMP関節で軽度屈曲位とする
- [ ] 検者はテストする1本の指以外のすべての全関節を伸展位に保持する
- [ ] 指1本ずつDIP関節は屈曲させないで、PIP関節のみ屈曲するよう指示する
- [ ] 検者はテストする指の末端を母指で弾くことにより、DIP関節が伸展位をとり、かつ深指屈筋が働いていないことを確かめる
- [ ] 検者の示指を長掌筋と尺側手根屈筋の間で、手関節の掌側面上に置き浅指屈筋を触知する

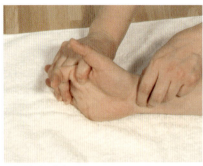

測定肢位（段階2）

➡ 重力最小位で全可動域の運動が可能な場合は**段階2**と判断する。
➡ 筋収縮を触知できるものの、関節運動が起こらない場合は**段階1**、筋収縮が触知できない場合は**段階0**と判断する。

代償動作

- [ ] 深指屈筋による代償が生じないよう、DIP関節は脱力し伸展位となっていることを確認する
- [ ] 手関節を伸展すると、腱固定作用によって他動的な手指屈曲が生じるため、手関節は屈曲伸展中間位とする
- [ ] 伸展したIP関節から力を緩めることで生じる他動的なPIP関節屈曲を誤って評価しないよう、テスト肢位の固定と観察を確実に行う

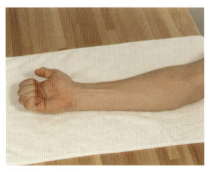

深指屈筋による代償

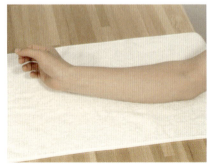

手関節伸展による代償

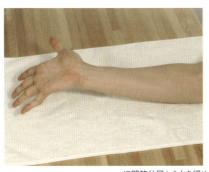
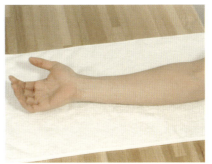

IP関節伸展から力を緩めることでの他動的な屈曲

関連問題

□ **問38** 左手指屈曲肢位の写真（①〜⑤）を下に示す。浅指屈筋を深指屈筋から分離して評価する方法はどれか。（第44回作業療法士午前問18）

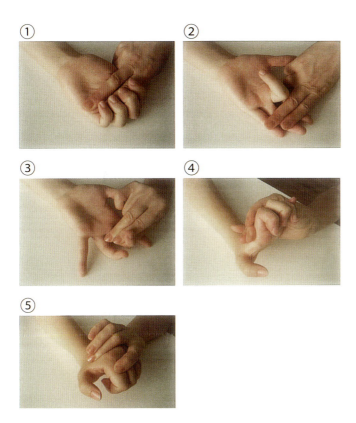

手指遠位指節間（DIP）関節｜屈曲
Fingers Distal interphalangeal (DIP) Joint Flexion

主動作筋：深指屈筋

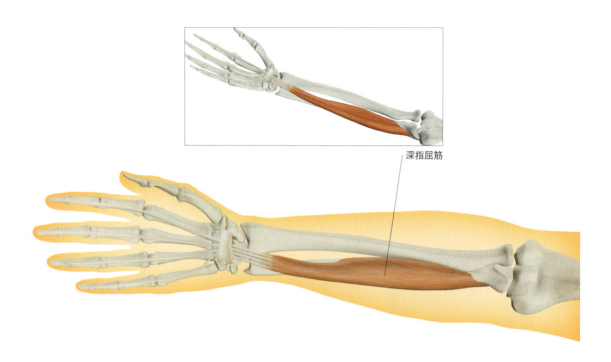

深指屈筋

- 深指屈筋
  Flexor Digitorum Profundus

筋名	起始	停止	神経支配	
深指屈筋	尺骨：骨幹の近位3/4の前面と内側 鈎状突起内側	4つの腱が第2から第5指の末節骨底の掌側面	第2、3指 正中神経	C8・T1
			第4、5指 尺骨神経	

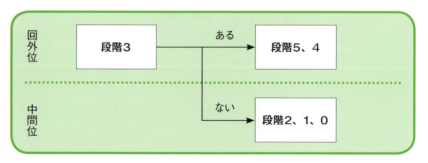

段階3のチェック

- [ ] 対象者は前腕回外位、手関節は中間位、近位指節間（PIP）関節は伸展位とする
- [ ] 検者はテストする1本の指の中節骨を両側からつまみ伸展位に固定する
- [ ] 対象者に、指1本ずつ遠位指節間（DIP）関節を屈曲するように指示する

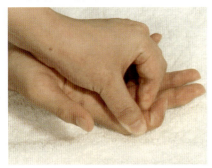

測定肢位（段階3）

- 徒手抵抗なしで全可動域の運動が可能な場合は**段階3**の筋力があると判断し、続けて**段階5**と**4**のテストを行う。
- **段階3**の筋力がない場合には**段階2**と**1**、**0**のテストを行う。

段階5、4のテスト　～抵抗を加える～

- [ ] DIP関節を伸展させるように抵抗をかけることを説明する
- [ ] 抵抗に負けずにDIP関節屈曲を保つよう指示する
- [ ] 検者は指先1本をテストする指の末節骨の掌側に当て、抵抗をDIP関節が伸展する方向へ慎重に加える

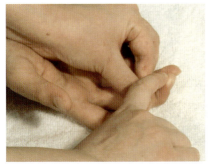 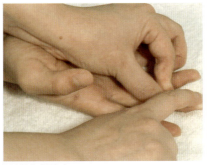

測定肢位（段階5）　　　　　測定肢位（段階4）

- 最大レベルと思われる抵抗に負けずに最終到達位を保てる場合は**段階5**、ある程度の抵抗に対して位置を保てる場合は**段階4**と判断する。
- 抗重力位は保てても抵抗をかけると負けてしまう場合は**段階3**と判断する。

段階2、1、0のテスト　～重力最小位へ肢位を変える～

- [ ] 対象者は前腕中間位、手関節は中間位、PIP関節は伸展位とする
- [ ] 検者はテストする1本の指の中節骨を両側からつまみ伸展位に固定する
- [ ] 他方の示指でテストする指の中節骨の掌側面に触れ、深指屈筋腱を触知する
- [ ] テストする指のDIP関節を屈曲するよう指示する

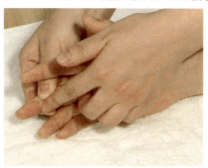

測定肢位（段階2）

- ➡ 重力最小位で全可動域の運動が可能な場合は**段階2**と判断する。
- ➡ 筋収縮を触知できるものの、関節運動が起こらない場合は**段階1**、筋収縮が触知できない場合は**段階0**と判断する。

代償動作

- [ ] 手関節を伸展すると、腱固定作用によって他動的な手指屈曲が生じるため、手関節は屈曲伸展中間位とする
- [ ] 伸展したIP関節から力を緩めることで生じる他動的なDIP関節屈曲を誤って評価しないよう、テスト肢位の固定と観察を確実に行う

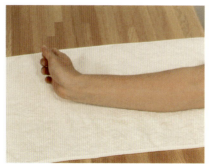

手関節伸展による代償

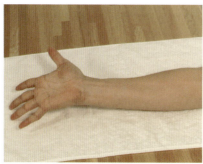 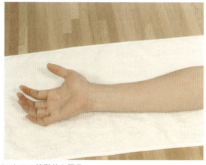

IP関節伸展から力を緩めることでの他動的な屈曲

関連問題

□ **問39** 手指の運動の組み合わせで正しいのはどれか。2つ選べ。（第43回共通午後42問）

1. 深指屈筋 ——— 手指DIP関節の屈曲
2. 虫様筋 ——— 手指MP関節の内転
3. 骨間筋 ——— 手指DIP関節の伸展
4. 母指内転筋 ——— 母指MP関節の内転
5. 母指対立筋 ——— 母指MP関節の屈曲

□ **問40** 母指CM関節の屈曲に作用しない筋はどれか。（第48回共通午後問70）

1. 短母指外転筋
2. 短母指屈筋
3. 母指内転筋
4. 母指対立筋
5. 掌側骨間筋

豆知識

指を動かす筋では、正中神経と尺骨神経支配の二重神経支配の筋が3つある。
① 虫様筋
② 深指屈筋
③ 短母指屈筋

手指中手指節（MP）関節 伸展
Fingers Metacarpophalangeal (MP) Joint Extension

主動作筋：指伸筋、示指伸筋、小指伸筋

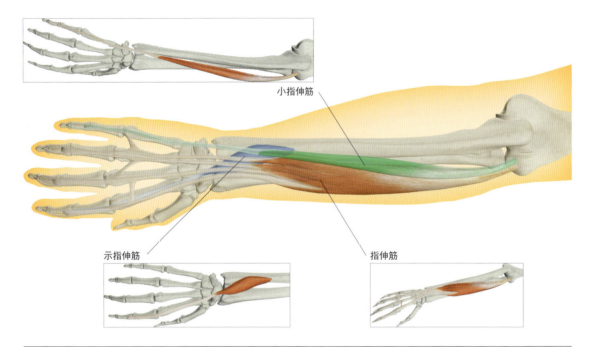

- 指伸筋
  Extensor Digitorum

- 示指伸筋
  Extensor Indicis

- 小指伸筋
  Extensor Digiti Minimi

筋名	起始	停止	神経支配
指伸筋	筋間中隔 上腕骨外側上顆 前腕筋膜	第2から5指 指背腱膜を介し、 中節骨と末節骨背側	橈骨神経 （C7,8）
示指伸筋	尺骨（骨幹、背面） 骨間膜	第2指 （指背腱膜）	
小指伸筋	筋間中隔 上腕骨外側上顆	第5指 （指背腱膜）	

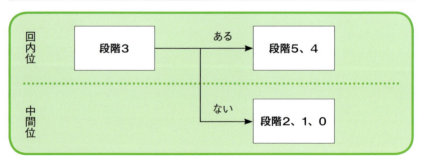

段階3のチェック

- [ ] 対象者は前腕回内、手関節中間位、中手指節（MP）関節と指節間（IP）関節を、力を抜いた屈曲位にする
- [ ] 検者は片方の手で対象者の回内している前腕を手首の下でささえ、手関節を中間位で固定する
- [ ] 以下すべての筋において、指を軽度屈曲させたままMP関節のみ伸展させるよう指示する

指伸筋のテスト
- [ ] MP関節を伸展させるように指示する

示指伸筋のテスト
- [ ] 示指のMP関節を伸展させるように指示する

小指伸筋のテスト
- [ ] 小指のMP関節を伸展させるように指示する

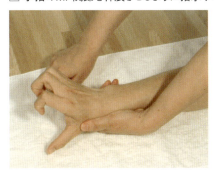

測定肢位（段階3　指伸筋）

> ●徒手抵抗なしで自動可動域の運動が可能な場合は**段階3**の筋力があると判断し、続けて**段階5**と**4**のテストを行う。
> ●**段階3**の筋力がない場合には**段階2**と**1**、**0**のテストを行う。

段階5、4のテスト　～抵抗を加える～

- [ ] 伸展した指を押し下げるように抵抗をかけることを説明する
- [ ] 抵抗に負けずにMP関節伸展を保つよう指示する
- [ ] 抵抗を検者の示指を用いて加える

ポイント

MP関節の伸展では、通常自動可動域＜他動可動域となるので、判断基準は自動可動域となっている。

ポイント

正しい運動方向を教えるため、検者が実際の動きをやって見せ、対象者に練習を行わせるとよい。

指伸筋のテスト

□ すべての基節骨の背面でMP関節のすぐ遠位を横切るように、検者の示指をあてがい、抵抗をMP関節が屈曲する方向へ加える

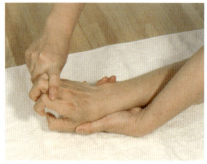
測定肢位（段階5　指伸筋）

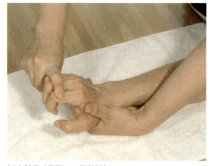
測定肢位（段階4　指伸筋）

示指伸筋のテスト

□ 示指の基節骨の背面でMP関節のすぐ遠位で、抵抗をMP関節が屈曲する方向へ加える

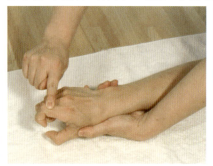
測定肢位（段階5　示指伸筋）

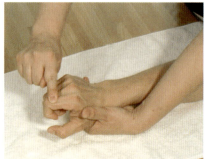
測定肢位（段階4　示指伸筋）

小指伸筋のテスト

□ 小指の基節骨の背面でMP関節のすぐ遠位で、抵抗をMP関節が屈曲する方向へ加える

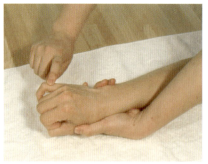
測定肢位（段階5　小指伸筋）

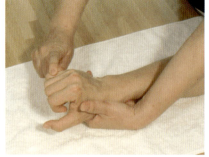
測定肢位（段階4　小指伸筋）

➡ 強い適切なレベルの抵抗に負けずに自動可動域の運動を保てる場合は**段階5**、ある程度のレベルの抵抗に負けずに自動可動域の運動を保てる場合は**段階4**と判断する。

➡ 抗重力位は保てても抵抗をかけると負けてしまう場合は**段階3**と判断する。

段階2、1、0のテスト　〜重力最小位へ肢位を変える〜

- [ ] 対象者は前腕中間位、手関節中間位、MP関節とIP関節を、力を抜いた屈曲位にする
- [ ] 検者は片方の手で前腕を手首の下で支え、前腕および手関節を中間位で保持する

指伸筋のテスト

- [ ] 検者は示指から小指までのMP関節を同時に伸展するよう指示する
- [ ] 検者は手背で、指伸筋腱（4本）を触知する。示指の指伸筋腱は、示指伸筋腱の尺側で触知できる。小指の指伸筋腱は、小指のMP関節の手背で、第4中手骨に向かい斜め内側方向に向かう腱を触知できる

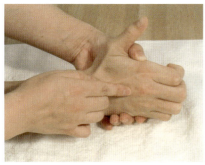

測定肢位（段階2　指伸筋）

示指伸筋のテスト

- [ ] 検者は示指のMP関節を伸展するよう指示する
- [ ] 検者は示指の手背で、指伸筋腱の橈側で示指伸筋腱を触知する

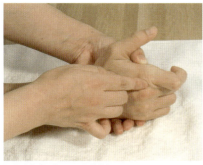

測定肢位（段階2　示指伸筋）

小指伸筋のテスト

- [ ] 検者は小指のMP関節を伸展するよう指示する
- [ ] 検者は小指の手背で、小指伸筋を触知する

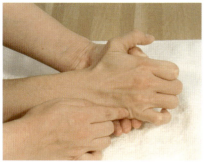

測定肢位（段階2　小指伸筋）

> **豆知識**
>
> 示指と小指は単独で指を伸ばす筋を持つが、中指と環指は持たない。したがって、手を握りしめた状態で中指または環指を単独で伸ばそうとしても、示指や小指のようにMP関節屈曲0°での指の伸展はできず、軽度屈位となってしまう。

- 重力最小位で自動可動域全体を動かすことが可能な場合は**段階2**と判断する。
- 腱の動きが触知できるが関節運動が起こらない場合は**段階1**、筋収縮が触知できない場合は**段階0**と判断する。

代償動作

☐ 手関節を屈曲すると、腱固定作用によって他動的な手指伸展が生じるため、手関節は屈曲伸展中間位とする

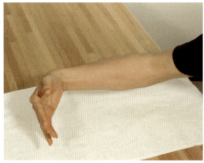

手関節屈曲による代償

豆知識

小指伸筋は、指伸筋より分かれた弱い筋で、伸筋支帯の第5管を通り手背へでる。第五中手骨背面では2分している。

示指伸筋は、指伸筋の腱とともに伸筋支帯の第4管を通り、手背にでて、指伸筋の第2指腱の内側を通り指背腱膜となる。

関連問題

☐ **問41** 手の運動について正しいのはどれか。2つ選べ。（第44回共通午後問40）

1. 短母指外転筋は母指の対立に関与する
2. 虫様筋は母指の内転に関与する
3. 第一背側骨間筋は横つまみに関与しない
4. 指伸筋はMP関節を伸展する
5. 掌側骨間筋はPIP関節を屈曲する

手指 外転
Fingers Abduction

主動作筋：背側骨間筋、小指外転筋

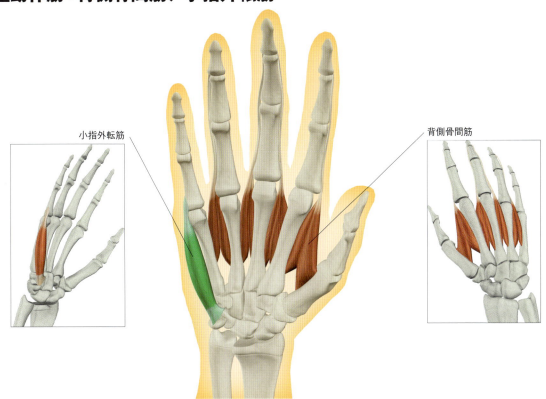

- 背側骨間筋
  Dorsal Interossei
- 小指外転筋
  Abductor Digiti Minimi

筋名		起始		停止		神経支配
背側骨間筋	4個 第1 第2 第3 第4	中手骨	中手骨の隣接側から2頭 母指と示指の間 示指と中指の間 中指と環指の間 環指と小指の間	指背腱膜・基節骨底	示指（橈側） 中指（橈側） 中指（尺側） 環指（尺側）	尺骨神経 （C8,T1）
小指外転筋		豆状骨 尺側手根屈筋腱 豆鉤靭帯			小指（尺側）	

ポイント
段階付けの基本原則と異なる判断基準をとる（肢位）。

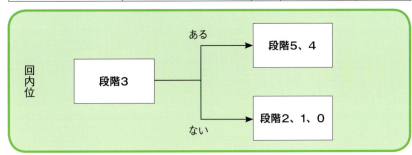

第6章 手指

段階3のチェック　〜重力最小位をとる〜

☐ 検者は前腕回内、手関節中間位、指は伸展と内転した位置から運動を開始させる
☐ 中手指節（MP）関節中間位とし、過伸展位にならないようにする

背側骨間筋のテスト

☐ 検者は指を広げるように指示する
　中指は正中線からどちらの方向にも離れるよう動かすように指示する
　示指を母指の方に外転（第1）
　中指を示指の方に外転（第2）
　中指を環指の方に外転（第3）
　環指を小指の方に外転（第4）

小指外転筋のテスト

　小指を環指から離れるように外転

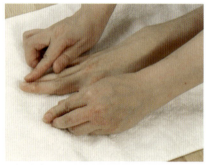

測定肢位（段階3　背側骨間筋）

> ➡ 徒手抵抗なしで自動可動域の運動が可能な場合は**段階3**の筋力があると判断し、続けて**段階5**と**4**のテストを行う。
> ➡ **段階3**の筋力がない場合には**段階2**と**1、0**のテストを行う。

段階5、4のテスト　〜抵抗を加える〜

☐ 検者は一方の手で対象者の手関節を中間位となるよう手背から固定する
☐ 隣り合う2本の指同士を近づけるように抵抗をかけることを説明する
☐ 抵抗に負けずに指外転位を保つよう指示する
☐ 抵抗をテストする指の末節骨の橈側と隣の指の尺側に、2本の指同士近づき合う方向に加える

> ➡ 背側骨間筋も小指外転筋も大きな抵抗には耐えられない。**段階5**と**4**の段階づけは、反対側との比較や臨床の経験にもとづく。
> ➡ 抵抗をかけると負けてしまう場合は**段階3**と判断する。

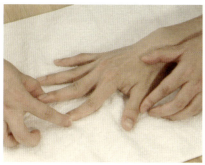
示指の橈側（第1）と中指の尺側（第3）に抵抗をかける

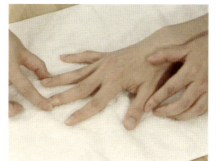
中指の橈側（第2）と環指の尺側（第4）に抵抗をかける

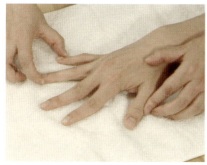
環指の橈側と小指の尺側（小指外転筋）に抵抗をかける

段階2、1、0のテスト

- [ ] 検者は指を広げるように指示する
  中指は正中線からどちらの方向にも離れるよう動かすように指示する
- [ ] 検者は片方の手の示指の指腹を用いて、第1背側骨間筋を示指の基節骨底で触知する
- [ ] 検者は片方の手の示指の指腹を用いて、小指外転筋を小指尺側縁で触知する

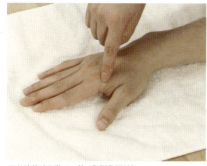
測定肢位（段階2　第1背側骨間筋）

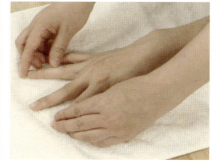
測定肢位（段階2　第2背側骨間筋）

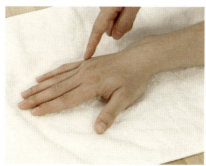
測定肢位（段階2　小指外転筋）

> **ポイント**
> 容易に触知できる背側骨間筋は、唯一第1背側骨間筋である。

- どの指についても部分的な可動域の運動だけできるときは**段階2**と判断する。
- 筋収縮が触知できる場合は**段階1**、筋収縮が触知できない場合は**段階0**と判断する。

代償動作

☐ MP関節の過伸展が外転を助けないよう、MP関節は中間位とする

関連問題

☐ **問42** Danielsらの徒手筋力テストで触診部位が正しいのはどれか。（第44回理学療法士午前問3）

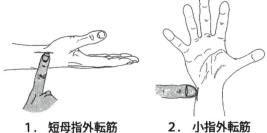

1．短母指外転筋　　2．小指外転筋

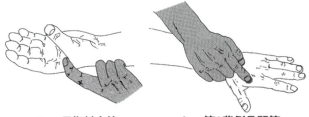

3．母指対立筋　　4．第1背側骨間筋

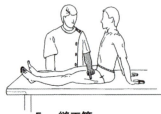

5．縫工筋

手指 | 内転
Fingers Adduction

主動作筋：掌側骨間筋

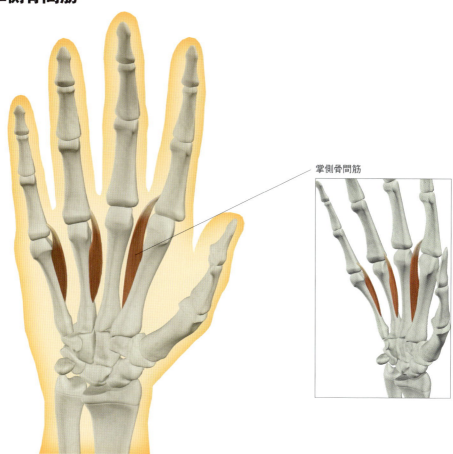

掌側骨間筋

□ 掌側骨間筋
Palmar Interossei

筋名	起始			停止		神経支配
掌側骨間筋	3個 第1 第2 第3	中手骨	第2（尺側） 第4（橈側） 第5（橈側）	指背腱膜・基節骨底	示指（尺側） 環指（橈側） 小指（橈側）	尺骨神経 (C8,T1)

ポイント

段階付けの基本原則と異なる判断基準をとる（肢位）。

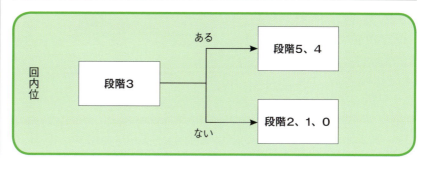

段階3のチェック　～重力最小位をとる～

☐ 検者は前腕回内、手関節中間位、指は伸展かつ外転した位置から運動を開始させる
☐ 中手指節（MP）関節中間位とし、屈曲しないようにする
☐ 検者は指を閉じるように指示する
　　示指を中指の方に内転（第1）
　　環指を中指の方に内転（第2）
　　小指を環指の方に内転（第3）

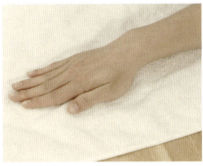

測定肢位（段階3）

➡ 徒手抵抗なしで指を内転することが可能な場合は**段階3**の筋力があると判断し、続けて**段階5と4**のテストを行う。
➡ **段階3**の筋力がない場合には**段階2と1、0**のテストを行う。

段階5、4のテスト　～抵抗を加える～

☐ 検者は隣り合う2本の指各々の中節骨をつかむ
☐ 隣り合う2本の指を引き離すように抵抗をかけることを説明する
☐ 抵抗に負けずに指内転位を保つよう指示する
☐ 抵抗をテストする各々の指を外転する方向に抵抗を加え、2本の指を引き離そうと試みる
☐ 中指については内転のテストは行わない

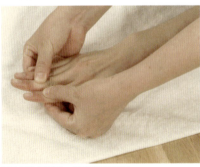 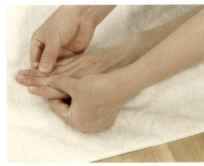

測定肢位（段階5　第1掌側骨間筋）　　　測定肢位（段階5　第2掌側骨間筋）

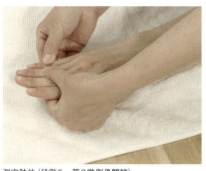
測定肢位（段階5　第3掌側骨間筋）

- 掌側骨間筋は大きな抵抗には耐えられない。**段階5**と**4**の段階づけは、検者の正常な手についての経験の量が重要となる。
- 抵抗をかけると負けてしまう場合は**段階3**と判断する。

段階2、1、0のテスト

☐ 検者は指を外転させたのちに、指を閉じるように指示する
☐ 掌側骨間筋の触知が可能なことは稀である

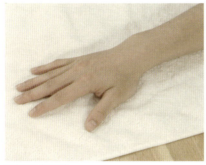
測定肢位（段階2）

- どの指についても部分的な可動域の運動だけできるとき**段階2**と判断する。掌側骨間筋の触知は稀である。

代償動作

☐ MP関節やIP関節の屈曲が内転を助けないよう、MP関節・IP関節は中間位とする

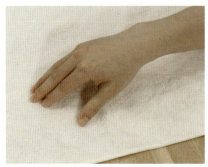

MP関節屈曲による代償

関連問題

☐ **問43** ダニエルスらの徒手筋力テスト（筋力5及び4）における検査者の手の位置で誤っているのはどれか。ただし、図の矢印は検査者が加える力の方向を示す。（第41回作業療法士午前問1）

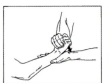
1．手関節伸展

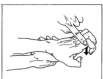
2．中手指節間関節伸展

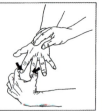
3．指外転

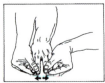
4．指内転

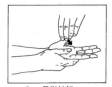
5．母指外転

母指中手指節（MP）関節｜屈曲
Fingers Metacarpophalangeal (MP) Joint Flexion

主動作筋：短母指屈筋

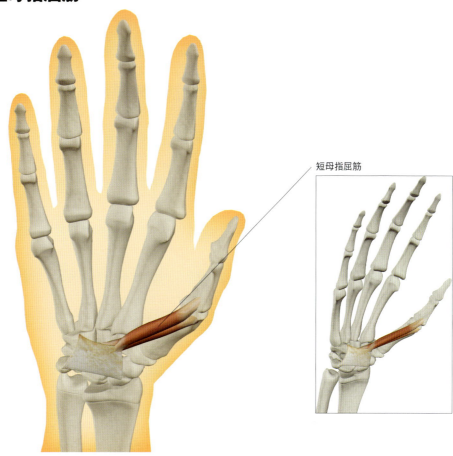

短母指屈筋

□ 短母指屈筋
Flexor Pollicis Brevis

筋名		起始	停止	神経支配	
短母指屈筋	浅頭	屈筋支帯 大菱形骨結節	母指基節骨底（橈側）	正中神経	(C8,T1)
	深頭	大・小菱形骨 有頭骨 遠位手根骨の掌側靱帯		尺骨神経	

ポイント
段階付けの基本原則と異なる判断基準をとる（肢位と段階3での抵抗）。

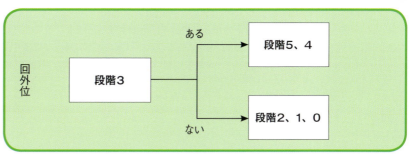

ポイント

正しい運動方向を教えるため、検者が実際の動きをやって見せ、対象者に練習を行わせるとよい。

段階3のチェック　～重力最小位をとる、抵抗をわずかに加える～

☐ 対象者は前腕回外位、手関節中間位、手根中手（CMC）関節は0°、指節間（IP）関節を0°とする。母指は内転位で、力を抜いて第2中手骨の隣におく

☐ 検者は第1中手骨をしっかり固定し、手関節とCMC関節でいかなる動きも起こらないようにする

☐ IP関節を伸展位に保ちながら、母指の中手指節（MP）関節を屈曲するよう指示する

☐ 抵抗を1本の指で、母指基節骨の掌側にMP関節が伸展する方向へわずかに加える

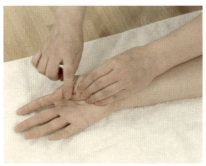

測定肢位（段階3）

➡ わずかな量の抵抗に対して可動域全体を動かせる場合は**段階3**の筋力があると判断し、続けて**段階5と4**のテストを行う。

➡ **段階3**の筋力がない場合には**段階2と1、0**のテストを行う。

段階5、4のテスト　～抵抗を加える～

☐ MP関節を伸展する方向に抵抗をかけることを説明する

☐ IP関節を伸展位に保ちながら、抵抗に負けずにMPM節屈曲を保つよう指示する

☐ 抵抗を1本の指で、母指基節骨の掌側にMP関節が伸展する方向へ加える

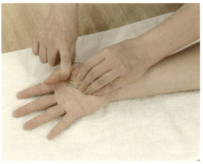 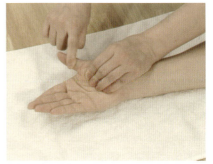

測定肢位（段階5）　　　　　　　　　　　　測定肢位（段階4）

➡ 最大抵抗に負けずに最終到達位置を保てる場合は**段階5**、最大抵抗にはやや負けるが、強度のあるいは中等度の抵抗に対して位置を保てる場合は**段階4**と判断する。

➡ わずかな抵抗に対して位置を保てる場合は**段階3**と判断する。

段階2、1、0のテスト

- □ 対象者は前腕回外位、手関節中間位、CMC関節は0°、IP関節を0°とする。母指は内転位で、力を抜いて第2中手骨の隣におく
- □ 検者は第1中手骨をしっかり固定し、手関節とCMC関節でのいかなる動きも起こらないようにする
- □ IP関節を伸展位に保ちながら、母指のMP関節を屈曲するよう指示する
- □ 片方の手の示指の指腹を用いて母指球内長母指屈筋の腱をまず確認する。次に母指球内で長母指屈筋腱の尺側に短母指屈筋の筋腹を触知する

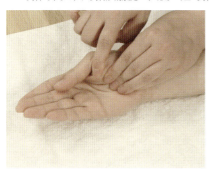

測定肢位（段階2）

- ❯ 全可動域の運動が可能な場合は**段階2**と判断する。
- ❯ 筋収縮を触知できるものの、関節運動が起こらない場合は**段階1**、筋収縮が触知できない場合は**段階0**と判断する。

代償動作

- □ 長母指屈筋による代償が起こらないよう、検査開始時点のIP関節は伸展位とし、検査中もIP関節が屈曲位とならないよう注意する

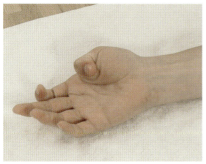

長母指屈筋による代償

> **豆知識**
>
> 指を動かす筋では、正中神経と尺骨神経支配の2重神経支配の筋が3つある。
> ①虫様筋
> ②深指屈筋
> ③短母指屈筋

関連問題

☐ **問44** 二重神経支配の筋はどれか。（第37回共通午後問7）

1. 短母指屈筋
2. 短母指伸筋
3. 短母指外転筋
4. 母指内転筋
5. 母指対立筋

☐ **問45** 手根管内を通らないのはどれか。（第40回共通午後問43）

ア．長掌筋腱
イ．長母指屈筋腱
ウ．浅指屈筋腱
エ．深指屈筋腱
オ．尺側手根屈筋腱

1. ア、イ
2. ア、オ
3. イ、ウ
4. ウ、エ
5. エ、オ

母指指節間（IP）関節｜屈曲
Fingers Interphalangeal (IP) Joint Flexion

主動作筋：長母指屈筋

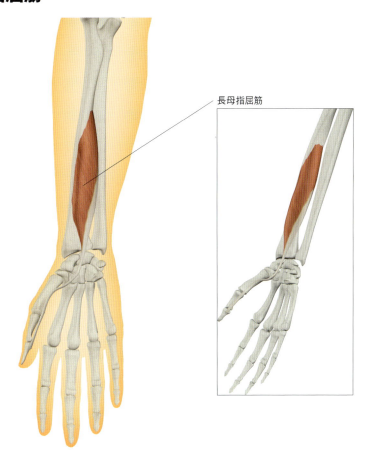

長母指屈筋

□ 長母指屈筋
Flexor Pollicis Longus

筋名	起始	停止	神経支配
長母指屈筋	橈骨 （中央1/2の前面） 隣接する骨間膜 （尺骨鉤状突起（外側縁）） （上腕骨内側上顆）	母指末節骨底 （掌側面）	正中神経 （C7,8）

ポイント
段階付けの基本原則と異なる判断基準をとる（肢位と段階3での抵抗）。

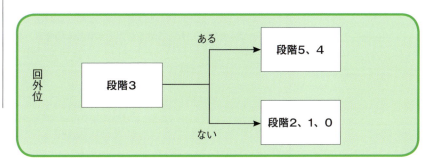

回外位 → 段階3 → ある → 段階5、4
回外位 → 段階3 → ない → 段階2、1、0

段階3のチェック　～重力最小位をとる、抵抗をわずかに加える～

☐ 対象者は前腕回外位、手関節中間位、母指の中手指節（MP）関節は伸展位をとる
☐ 検者は母指のMP関節は伸展位をとるよう固定する
☐ MP関節を伸展位に保ちながら、母指の指節間（IP）関節を屈曲するよう指示する
☐ 抵抗を他方の手で、母指末節骨の掌側にIP関節が伸展する方向へわずかに加える

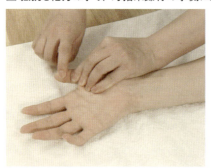

測定肢位（段階3）

➡ わずかな量の抵抗に対して可動域全体を動かせる場合は**段階3**の筋力があると判断し、続けて**段階5と4**のテストを行う。
➡ **段階3**の筋力がない場合には**段階2と1、0**のテストを行う。

ポイント

長母指屈筋は非常に強い筋なので、段階4でも強い抵抗をかける。

段階5、4のテスト　～抵抗を加える～

☐ IP関節を伸展する方向に抵抗をかけることを説明する
☐ MP関節を伸展位に保ちながら、抵抗に負けずにIP関節屈曲を保つよう指示する
☐ 抵抗を他方の手で、母指末節骨の掌側にIP関節が伸展する方向へ加える

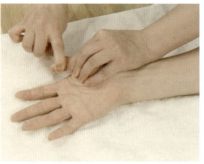 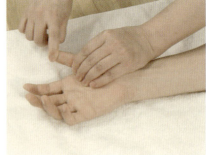

測定肢位（段階5）　　　　　　　　　　測定肢位（段階4）

➡ 最大抵抗に負けずに最終到達位置を保てる場合は**段階5**、最大抵抗にはやや負けるが、強い抵抗に対して位置を保てる場合は**段階4**と判断する。
➡ わずかな抵抗に対して位置を保てる場合は**段階3**と判断する。

段階2、1、0のテスト

- [ ] 対象者は前腕回外位、手関節中間位、母指のMP関節は伸展位をとる
- [ ] 検者は母指のMP関節伸展位をとるよう固定する
- [ ] MP関節を伸展位に保ちながら母指のIP関節を屈曲するよう指示する
- [ ] 母指の基節骨の掌側面で長母指屈筋の腱を触知する

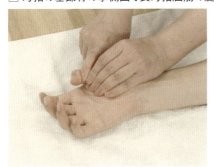

測定肢位（段階2）

- ● 全可動域の運動が可能な場合は**段階2**と判断する。
- ● 筋収縮を触知できるものの、関節運動が起こらない場合は**段階1**、筋収縮をみることができるあるいは触知できない場合は**段階0**と判断する。

代償動作

- [ ] テスト開始時点では母指のIP関節を伸展させないよう注意する。IP関節を過伸展させた状態から力を抜くことで、受動的に屈曲位に戻る状態を、能動的な屈曲と見誤る可能性があるためである

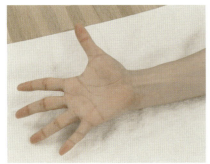 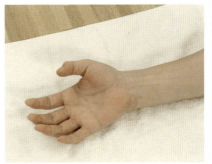

母指IP関節過伸展から力を抜いた後の受動的な屈曲

関連問題

□ **問46** 尺骨と橈骨の両方に起始または停止するのはどれか。(第47回共通午後問53)

1. 肘筋
2. 上腕筋
3. 長母指屈筋
4. 上腕三頭筋
5. 長母指外転筋

□ **問47** 運動と筋との組み合わせで正しいのはどれか？(第38回共通午後問42)

1. 母指内転——短母指伸筋
2. 母指屈曲——長掌筋
3. 小指外転——背側骨間筋
4. 手関節撓屈——長橈側手根伸筋
5. 手関節尺屈——浅指屈筋

□ **問48** 手の月状骨と関節を構成しないのはどれか。(第39回共通午後問3)

ア．三角骨
イ．豆状骨
ウ．大菱形骨
エ．有頭骨
オ．有鈎骨

1. ア、イ
2. ア、オ
3. イ、ウ
4. ウ、エ
5. エ、オ

母指中手指節（MP）関節 伸展
Fingers Metacarpophalangeal (MP) Joint Extension

主動作筋：短母指伸筋

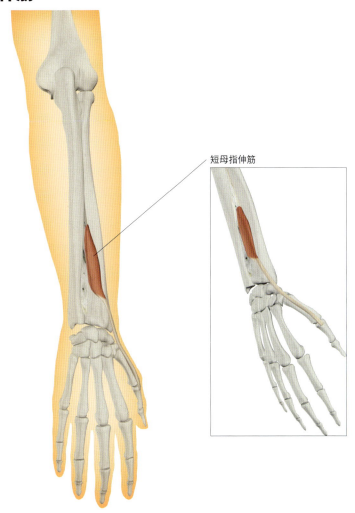

短母指伸筋

□ 短母指伸筋
Extensor Pollicis Brevis

筋名	起始	停止	神経支配
短母指伸筋	橈骨（後面） 隣接する骨間膜	母指基節骨底 （背外側面）	橈骨神経 （C7,8）

ポイント
段階付けの基本原則と異なる判断基準をとる（肢位と段階3での抵抗）。

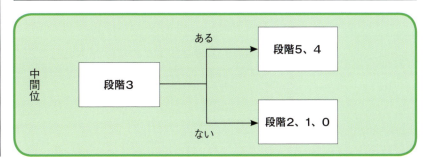

段階3のチェック　〜抵抗をわずかに加える〜

☐ 対象者は前腕中間位、手関節中間位、母指の手根中手（CMC）関節と指節間（IP）関節は力を抜き、軽度屈曲位とする。母指の中手指節（MP）関節は、外転、屈曲位をとる
☐ 検者は第1中手骨をしっかり固定し、運動がMP関節だけで起こるようにする
☐ IP関節を軽度屈曲位に保ちながら、母指のMP関節を伸展するよう指示する
☐ 抵抗を1本の指で、基節骨の背面にMP関節が屈曲する方向へわずかに加える

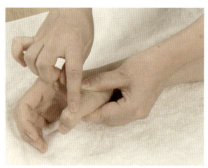

測定肢位（段階3）

➡ わずかな量の抵抗に対して可動域全体を動かせる場合は**段階3**の筋力があると判断し、続けて**段階5と4**のテストを行う。
➡ **段階3**の筋力がない場合には**段階2と1、0**のテストを行う。

段階5、4のテスト　〜抵抗を加える〜

☐ MP関節を屈曲する方向に抵抗をかけることを説明する
☐ IP関節を軽度屈曲位に保ちながら、抵抗に負けずにMP関節伸展を保つよう指示する
☐ 抵抗を1本の指で、基節骨の背面にMP関節が屈曲する方向へ加える。通常協力な筋ではないので、注意深くゆっくり加える

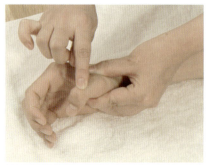

測定肢位（段階5）

➡ **段階5**と**段階4**の正確な区別はつきにくい。
➡ わずかな抵抗に対して位置を保てる場合は**段階3**と判断する。

段階2、1、0のテスト

- [ ] 対象者は前腕中間位、手関節中間位、母指のCMC関節とIP関節は力を抜き、軽度屈曲位とする。母指のMP関節は、外転、屈曲位をとる
- [ ] IP関節を軽度屈曲位に保ちながら、母指のMP関節を伸展するよう指示する
- [ ] 短母指伸筋の腱を、第1中手骨の底で長母指外転筋腱と長母指伸筋腱の間で触知する

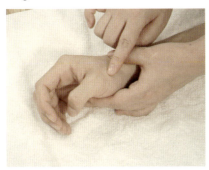

測定肢位（段階2）

> ⊃ 伸展可動域の一部を動かせる場合は**段階2**と判断する。筋収縮を触知できるものの、関節運動が起こらない場合は**段階1**、筋収縮を触知できない場合は**段階0**と判断する。

代償動作

- [ ] 長母指伸筋による代償が起こらないよう、テスト開始時点のCMC関節とIP関節は脱力して軽度屈曲位とし、テスト中にCMC関節内転、IP関節伸展が生じないよう注意する

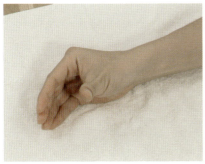

長母指伸筋による代償

関連問題

☐ **問49** 手内在筋でないのはどれか。（第39回共通午後問39）

1. 短母指外転筋
2. 短母指屈筋
3. 短母指伸筋
4. 背側骨間筋
5. 小指外転筋

☐ **問50** 手の運動について正しいのはどれか。2つ選べ。（第44回共通午後問40）

1. 短母指外転筋は母指の対立に関与する
2. 虫様筋は母指の内転に関与する
3. 第一背側骨間筋は横つまみに関与しない
4. 指伸筋はMP関節を伸展する
5. 掌側骨間筋はPIP関節を屈曲する

☐ **問51** 手で正しいのはどれか。（第45回共通午後問71）

1. MP関節は1度の運動自由度をもつ
2. MP関節屈曲の主動筋は浅指屈筋である
3. PIP関節屈曲の主動筋は深指屈筋である
4. 母指のCM関節は2度の運動自由度をもつ
5. 手関節を背屈すると手指の伸展がしやすくなる

豆知識

短母指伸筋腱と長母指外転筋腱は、手関節の母指側にある腱鞘（手背第一コンパートメント）を通過する。これらの腱や腱鞘に炎症が起こると、痛みや腫脹の影響で腱がスムーズに腱鞘内を滑走できなくなる。これをドケルバン病（狭窄性腱鞘炎）といい、母指の使い過ぎが原因となることが多い。

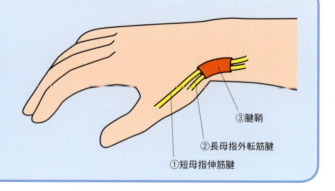

母指指節間(IP)関節 伸展
Fingers Interphalangeal (IP) Joint Extension

主動作筋：長母指伸筋

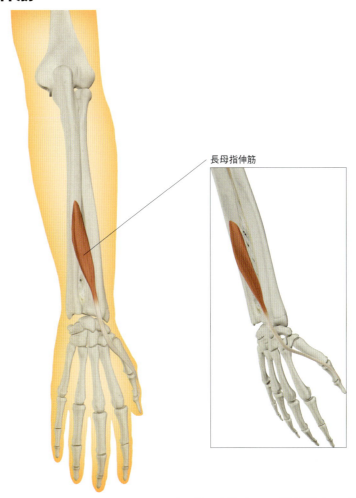

長母指伸筋

□ 長母指伸筋
Extensor Pollicis Longus

筋名	起始	停止	神経支配
長母指伸筋	尺骨 (骨幹、中央1/3後外側面) 隣接する骨間膜	母指末節骨底	橈骨神経 (C7,C8)

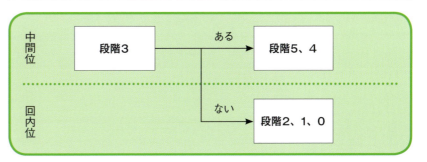

第6章 手指

段階3のチェック

- [ ] 対象者は前腕中間位、手関節中間位、手の尺側を検査台の上に置く
  母指は力を抜き自然な屈曲位をとる
- [ ] 検者は検査台でテストする手の尺側を支え、母指の基節骨を固定する
- [ ] 母指の指節間（IP）関節を伸展するよう指示する

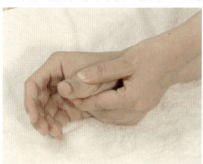

測定肢位（段階3）

- ➡ 徒手抵抗なしで全可動の運動可能な場合は**段階3**の筋力があると判断し、続けて**段階5**と**4**のテストを行う。
- ➡ **段階3**の筋力がない場合には**段階2**と**1**、**0**のテストを行う。

段階5、4のテスト　〜抵抗を加える〜

- [ ] IP関節を屈曲する方向に抵抗をかけることを説明する
- [ ] 抵抗に負けずにIP関節伸展を保つよう指示する
- [ ] 1本の指で母指の末節骨を屈曲させる方向に抵抗を加える

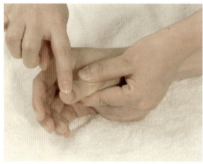

測定肢位（段階5）

- ➡ 強力な筋ではないので、抵抗の強さはそれに応じて適切に加える必要がある。**段階5**と**段階4**の区別は、反対側の正常手との比較によるか、手のテストの十分な経験に基づく。
- ➡ 抗重力位は保てても抵抗をかけると負けてしまう場合は**段階3**と判断する。

段階2、1、0のテスト

□ 対象者は前腕回内位、手関節中間位、母指は力を抜いた屈曲位をとる
□ 検者は手関節を背面から固定する。他方の手を中手指節（MP）関節より末梢レベルに第2～4指を横切るように静かにおいて指を固定する
□ 母指のIP関節を伸展するよう指示する
□ 長母指伸筋腱を解剖学的嗅ぎたばこ入れの尺側に、または基節骨の背面で触知する

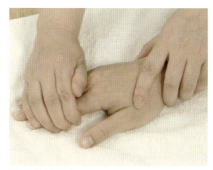

測定肢位（段階2）

➡ 全可動域の運動が可能な場合は**段階2**と判断する。
➡ 筋収縮を触知できるものの、関節運動が起こらない場合は**段階1**、筋収縮が触知できない場合は**段階0**と判断する。

代償動作

□ 短母指外転筋、短母指屈筋、母指内転筋による伸筋腱固定効果により、CMC関節を屈曲することでIP関節の伸展を起こすことができる。これを防ぐため、検査時はCMC関節が屈曲位を取らないよう注意する

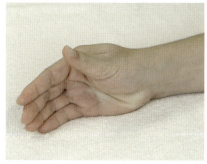

CMC関節屈曲による代償

関連問題

☐ **問52** 手指の運動と筋の組み合わせで誤っているのはどれか。

1. 示指の内転────────掌側骨間筋
2. 小指の外転────────小指外転筋
3. 環指のMP関節屈曲────虫様筋
4. 母指のIP関節伸展────短母指伸筋
5. 示指のDIP関節屈曲───深指屈筋

☐ **問53** 体表から触れることができる腱を図に示す。番号と名称の組合せで正しいのはどれか。(第49回共通午前問59)

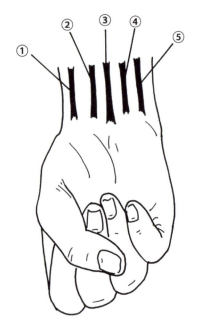

1. ①────長母指屈筋腱
2. ②────腕橈骨筋腱
3. ③────浅指屈筋腱
4. ④────深指屈筋腱
5. ⑤────尺側手根屈筋腱

母指 外転
Thumb Abduction

主動作筋：長母指外転筋　短母指外転筋

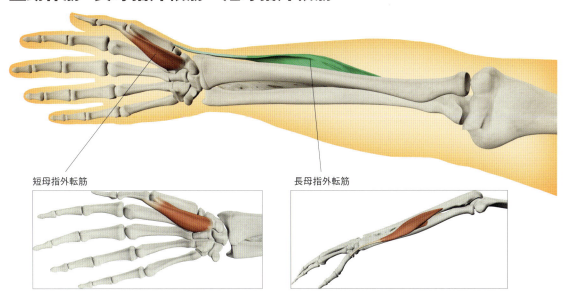

短母指外転筋　　　　　　　　　長母指外転筋

- 長母指外転筋
  Abductor Pollicis Longus

- 短母指外転筋
  Abductor Pollicis Brevis

筋名	起始	停止	神経支配
長母指外転筋	尺骨 （後面、外側） 橈骨 （骨幹、後面中央1/3） 骨間膜	第1中手骨底（橈側） 大菱形骨	橈骨神経 （C7,C8）
短母指外転筋	屈筋支帯 舟状骨（結節） 大菱形骨（結節） 長母指外転筋腱	内側線維 　母指基節骨底（橈側） 外側線維 　母指指背腱膜	正中神経 （C8,T1）

長母指外転筋テスト：母指橈側外転

> **ポイント**
>
> 段階付けの基本原則と異なる判断基準をとる（肢位）。

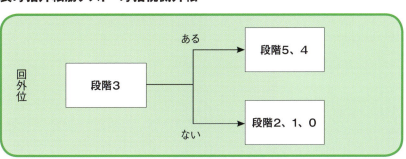

第6章 手指

段階3のチェック

- [ ] 対象者は前腕回外位、手関節中間位、母指は力を抜いて内転位をとる
- [ ] 検者は4本の指の中手骨と手関節を固定する
- [ ] 4本の指の中手骨と平行な面上で、手から離れるよう母指を外転するよう指示する

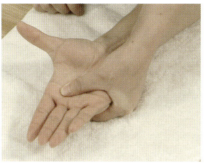

測定肢位（段階3）

➡ 徒手抵抗なしで全可動の運動可能な場合は**段階3**の筋力があると判断し、続けて**段階5**と**4**のテストを行う。
➡ **段階3**の筋力がない場合には**段階2**と**1**、**0**のテストを行う。

段階5、4のテスト　～抵抗を加える～

- [ ] 母指を手に近づけるように抵抗をかけることを説明する
- [ ] 抵抗に負けずに母指を橈側外転位に保つよう指示する
- [ ] 抵抗を第1中手骨の末梢端に、内転の方向へ加える

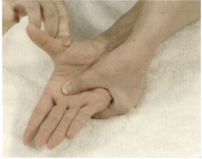

測定肢位（段階5）

➡ 抵抗に対抗して、可動域を完全に動かす。**段階5**と**段階4**を区別するのは難しいことがある。
➡ 外転位は保てても抵抗をかけると負けてしまう場合は**段階3**と判断する。

段階2、1、0のテスト

☐ 対象者は前腕回外位、手関節中間位、母指は力を抜いて内転位をとる
☐ 検者は4本の指の中手骨と手関節を固定する
☐ 4本の指の中手骨と平行な面上で、手から離れるよう母指を外転するよう指示する
☐ 長母指外転筋の腱を第1中手骨底の部分で、短母指伸筋の橈側に触知する。手関節部で最も外側に位置する腱である

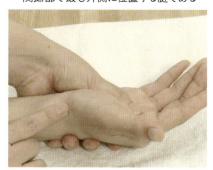

測定肢位（段階2）

- 可動域の一部を動かすことが可能な場合は**段階2**と判断する。
- 筋収縮を触知できるものの、関節運動が起こらない場合は**段階1**、筋収縮が触知できない場合は**段階0**と判断する。

短母指外転筋テスト：母指掌側外転

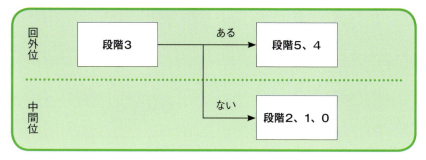

段階3のチェック

☐ 対象者は前腕回外位、手関節中間位、母指は力を抜いて内転位をとる
☐ 検者は片方の手を対象者の手掌面を横切るように置き、母指を対象者の手背面に回し、中手骨群を固定する
☐ 母指を掌側面に対し垂直面内で、母指を外転するよう指示する
☐ 母指球を覆う皮膚に皺がよるのを観察し、長掌筋の腱が浮き出るのをみる

ポイント

正しい運動方向を教えるため、検者が実際の動きをやって見せ、対象者に練習を行わせるとよい。

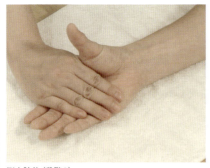
測定肢位（段階3）

- 徒手抵抗なしで全可動の運動可能な場合は**段階3**の筋力があると判断し、続けて**段階5と4**のテストを行う。
- **段階3**の筋力がない場合には**段階2と1、0**のテストを行う。

段階5、4のテスト 〜抵抗を加える〜

☐ 母指を手掌面に向けて倒すように抵抗をかけることを説明する
☐ 抵抗に負けずに母指を掌側外転位に保つよう指示する
☐ 抵抗を母指の基節骨の外側面に、内転させる方向へ加える

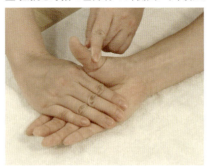
測定肢位（段階5）

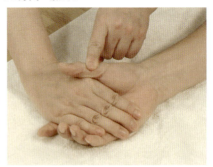
測定肢位（段階4）

- 指による最大抵抗に対し負けずに最終到達位置を保てる場合は**段階5**、最大抵抗にはやや負けるが、中等度の抵抗に対して位置を保てる場合は**段階4**と判断する。
- 外転位は保てても抵抗をかけると負けてしまう場合は**段階3**と判断する。

段階2、1、0のテスト　～前腕を中間位に変える～

- 対象者は前腕中間位、手関節中間位、母指は力を抜いて内転位をとる
- 検者は片方の手で手関節を中間位に固定する
- 母指を掌側面に対し垂直な面内で、母指を外転するよう指示する
- 短母指外転筋の筋腹を母指球の中央で、母指対立筋の内側に触知する

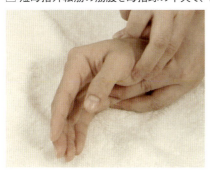

測定肢位（段階2）

- ➡ 全可動域の運動が可能な場合は**段階2**と判断する。
- ➡ 筋収縮を触知できるものの、関節運動が起こらない場合は**段階1**、筋収縮が触知できない場合は**段階0**と判断する。

代償動作

- 短母指伸筋による長母指外転筋の代償が起こると、母指が前腕背側面に向かって引っ張られる状態が観察される
- 長母指外転筋が短母指外転筋よりも強い場合は外転した母指が橈側へ、短母指外転筋が長母指外転筋よりも強い場合は外転した母指が尺側へ偏位する

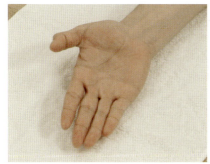

短母指伸筋による代償

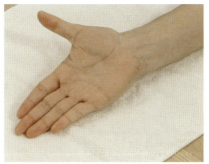

長母指外転筋による代償

関連問題

□ **問54** 左手を触診している写真（①〜⑤）を下に示す。Danielsらの徒手筋力テストで長母指外転筋のTraceを判断する場合の触診部位として正しいのはどれか。（第44回作業療法士午前問2）

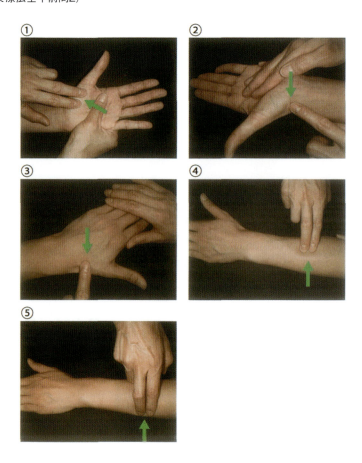

豆知識

母指を橈側外転させたときに出現する、母指の中手骨背側のくぼみを「解剖学的嗅ぎタバコ窩」という。このくぼみの尺側縁は長母指伸筋腱、橈側縁は短母指伸筋腱と長母指外転筋腱である。近世フランスではタバコの葉を粉末状にした嗅ぎタバコを一旦このくぼみに乗せ、これを他方の指でつまんで鼻から吸っていたという話が名前の由来である。

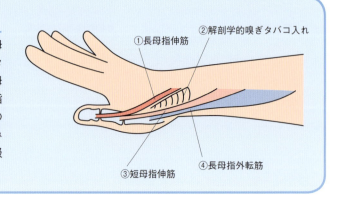

母指 内転
Thumb Adduction

主動作筋：母指内転筋

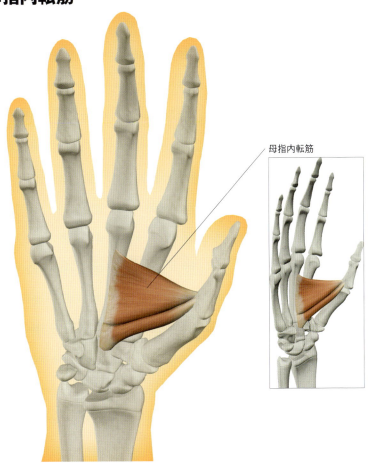

□ 母指内転筋
Adductor Pollicis

筋名		起始	停止	神経支配
母指内転筋	斜頭	有頭骨 第2、第3中手骨底 手根骨の掌側靭帯 橈側手根屈筋の腱鞘	母指基節骨 （底、尺側）	尺骨神経 （C8,T1）
	横頭	第3中手骨 （遠位2/3の掌側面）		

ポイント
段階付けの基本原則と異なる判断基準をとる（肢位）。

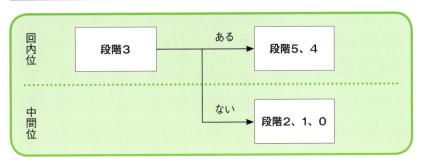

段階3のチェック

- [ ] 対象者は前腕回内位、手関節中間位、母指は力を抜いて橈側外転位をとる
- [ ] 検者は対象者の手を尺側から握り、4本の指の中手骨を固定する
- [ ] 母指を人差し指に向けて内転するよう指示する

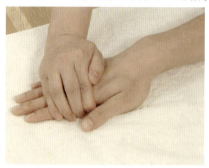

測定肢位（段階3）

- ➡ 徒手抵抗なしで全可動域の運動が可能な場合は**段階3**の筋力があると判断し、続けて**段階5**と**4**のテストを行う。
- ➡ **段階3**の筋力がない場合には**段階2**と**1**、**0**のテストを行う。

段階5、4のテスト　～抵抗を加える～

- [ ] 母指を手から引き離すように抵抗をかけることを説明する
- [ ] 抵抗に負けずに母指を内転位に保つよう指示する
- [ ] 抵抗を母指の基節骨の内側に外転の方向へ加える

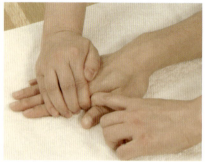 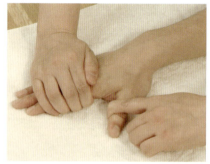

測定肢位（段階5）　　　　　　　　　　測定肢位（段階4）

- ➡ 最大抵抗に負けずに最終到達位置を保てる場合は**段階5**、最大抵抗にはやや負けるが、強力なあるいは中等度の抵抗に対して位置を保てる場合は**段階4**と判断する。
- ➡ 内転位は保てても抵抗をかけると負けてしまう場合は**段階3**と判断する。

段階2、1、0のテスト　〜前腕を中間位に変える〜

□ 対象者は前腕中間位、手関節中間位で検査台上に置き、母指は掌側外転位をとる
□ 検者は検査台上にて4本の指の中手骨と手関節を固定する
□ 水平面上で母指を内転するよう指示する
□ 対象者の示指と母指の間のみずかきの部分を検者の母指と示指でつまみ、掌側面に母指内転筋を触知する

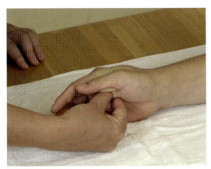

測定肢位（段階2）

➡ 重力最小位で全可動域の運動が可能な場合は**段階2**と判断する。
➡ 筋収縮を触知できるものの、関節運動が起こらない場合は**段階1**、筋収縮が触知できない場合は**段階0**と判断する。

ポイント

正しい運動方向を教えるため、検者が実際の動きをやって見せ、対象者に練習を行わせるとよい。

ポイント

内転筋は第1背側骨間筋と第1中手骨の間に位置するが、この筋の触知は困難である。

代償動作

□ 長母指屈筋や短母指屈筋による代償が起こると、掌側面上を横切るように母指のIP関節・MP関節屈曲が生じるため、これを母指内転と見誤らないよう注意する
□ 長母指伸筋による代償を避けるため、CMC関節を伸展させないよう注意する

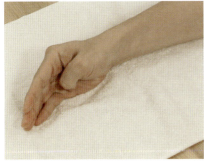

長母指屈筋と短母指屈筋による代償

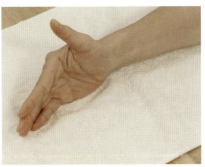

長母指伸筋による代償

関連問題

□ **問55** 肘部管症候群で筋力低下をきたすのはどれか。（第44回共通午後問81）

1. 短母指外転筋
2. 長母指伸筋
3. 長母指屈筋
4. 母指対立筋
5. 母指内転筋

□ **問56** 関節可動域で誤っているのはどれか。（第39回共通午後問44）

1. 手指屈曲は手関節掌屈で小さくなる
2. 股関節屈曲は膝関節伸展で小さくなる
3. 膝関節屈曲は股関節伸展で小さくなる
4. 足関節背屈は膝関節屈曲で小さくなる
5. 足指屈曲は足関節底屈で小さくなる

母指 対立運動
Thumb Opposition

主動作筋：母指対立筋、小指対立筋

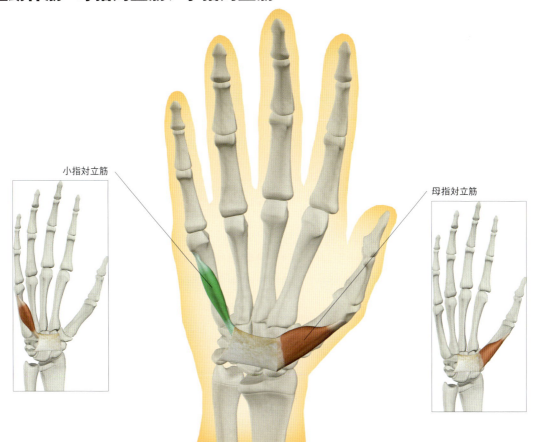

- 母指対立筋
  Opponens Pollicis

- 小指対立筋
  Opponens Digiti Minimi

筋名	起始		停止	神経支配
母指対立筋	屈筋支帯	大菱形骨（結節）	第1中手骨（外側縁の全長と隣接する掌側面の外側半分）	正中神経（C8,T1）
小指対立筋		有鈎骨鈎	第5中手骨（尺側縁の全長と隣接する掌側面）	尺骨神経（C8,T1）

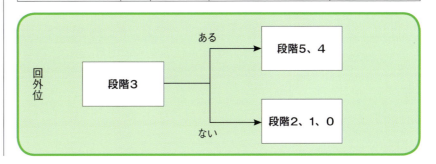

第6章 手指

> **ポイント**
>
> 正しい運動方向を教えるため、検者が実際の動きをやって見せ、対象者に練習を行わせるとよい。

段階3のチェック

- [ ] 対象者は前腕回外位、手関節中間位、母指は中手指節（MP）関節、指節間（IP）関節を屈曲し、内転位におく
- [ ] 検者は手関節を背面から保持し、手を固定する
- [ ] 母指と小指の指腹を向き合わせてくっつけるよう指示する

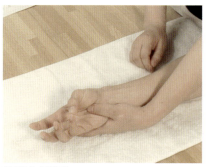

測定肢位（段階3）

> ➡ 徒手抵抗なしで母指および小指とも全可動域の運動が可能な場合は**段階3**の筋力があると判断し、続けて**段階5**と**4**のテストを行う。
> ➡ **段階3**の筋力がない場合には**段階2**と**1、0**のテストを行う。

段階5、4のテスト　～抵抗を加える～

- [ ] 母指と小指を引き離すように抵抗をかけることを説明する
- [ ] 抵抗に負けずに母指と小指を対立させたまま保つよう指示する
- [ ] 抵抗をかける
  母指対立筋では第1中手骨頭に外旋、伸展、内転の方向へ加える
  小指対立筋では第5中手骨の掌側面に内旋（手掌を平らにする）方向へ加える

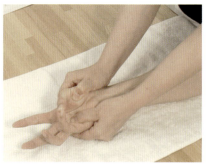 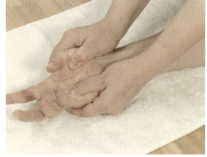

測定肢位（段階5）　　　　　　　測定肢位（段階4）

> ➡ 最大抵抗に負けずに最終到達位置を保てる場合は**段階5**、最大抵抗にはやや負けるが、強力なあるいは中等度の抵抗に対して位置を保てる場合は**段階4**と判断する。
> ➡ 対立は保てても抵抗をかけると負けてしまう場合は**段階3**と判断する。

段階2、1、0のテスト

□ 対象者は前腕回外位、手関節中間位、母指はMP関節、IP関節を屈曲し、内転位におく
□ 検者は手関節を背面から保持し、手を固定する
□ 個々の筋を別々に評価する
□ 第1中手骨の骨幹部の橈側に沿って触れ、短母指外転筋の外側に位置する母指対立筋の収縮を触知する
□ 小指球上で第5中手骨の橈側縁に触れ、小指対立筋の収縮を触知する
□ 母指と小指の指腹を向かい合わせてくっつけるよう指示する

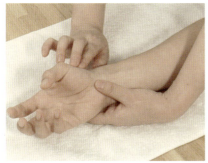
測定肢位（段階2　母指対立筋）

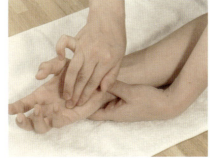
測定肢位（段階2　小指対立筋）

➲ 可動域の一部の運動が可能な場合は**段階2**と判断する。
➲ 筋収縮を触知できるものの、関節運動が起こらない場合は**段階1**、筋収縮が触知できない場合は**段階0**と判断する。

代償動作

□ 長母指屈筋や短母指屈筋による代償が起こると、掌側面上を横切るように母指のIP関節・MP関節屈曲が生じる。この場合に観察されるのは、対立（指腹と指腹の接触）ではなく、指尖と指尖の接触である
□ 短母指外転筋による代償が生じる可能性があり、この場合は対立運動で観察されるべき母指の回旋の要素が確認できない

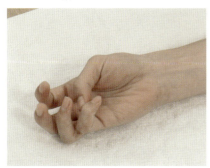
長母指屈筋と短母指屈筋による代償

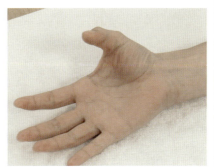
短母指外転筋による代償

関連問題

□ **問57** 母指対立筋の正しい触診部位はどれか。（第40回作業療法士午前問2）

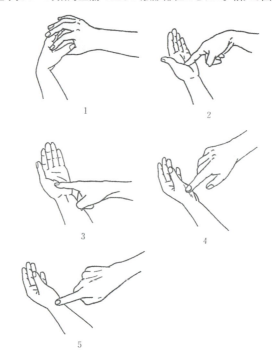

□ **問58** 手について正しいのはどれか。（第51回共通午前問71）

1. 側副靱帯はMP関節屈曲で緊張する
2. 母指のCM関節は3度の自由度をもつ
3. 手のアーチ構造は横アーチのみからなる
4. 手掌の皮膚は手背の皮膚に比べ伸展性に富む
5. 鉤形握りは母指と他の指の対立運動により可能となる

第7章

股関節

股関節｜屈曲
Hip Joint Flexion

主動作筋：大腰筋、腸骨筋

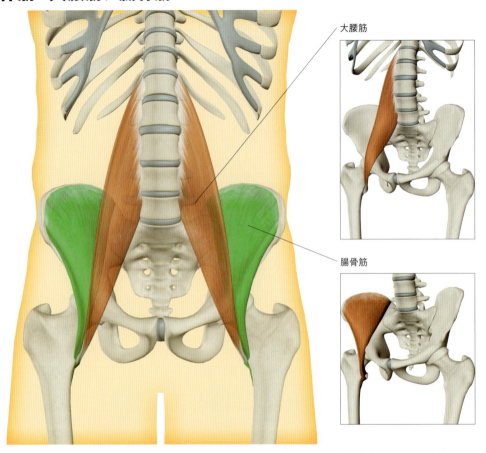

- 大腰筋 Psoas Major
- 腸骨筋 Iliacus

筋名	起始	停止	神経支配
大腰筋	胸椎12番〜腰椎5番	大腿骨の小転子	第2、3腰神経腹側（L2,3）
腸骨筋	腸骨		大腿神経（L2,3）

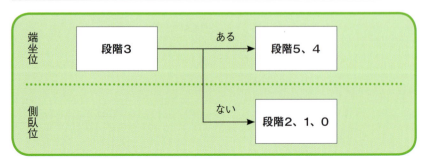

段階3のチェック

- [ ] 検者はテストする下肢の側に立つ
- [ ] 体幹を安定させるため、検査台の縁をつかむか台上に手を置いて支える
- [ ] 大腿を検査台から離して空中に持ち上げ、保持するよう指示する
- [ ] 股関節は内外旋中間位を保つ

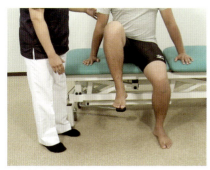

測定肢位（段階3）

➡ 徒手抵抗なしで全可動域の運動が可能な場合は**段階3**の筋力があると判断し、続けて**段階5と4**のテストを行う。
➡ **段階3**の筋力がない場合には**段階2**と**1、0**のテストを行う。

ポイント

体幹の筋力が弱い場合は仰臥位でのテストの方が正確に行える。

段階5、4のテスト ～抵抗を加える～

- [ ] 抵抗を加える手は大腿の遠位、膝関節の上方にあてがう
- [ ] 持ち上げた脚を押し下げるように抵抗をかけることを説明する
- [ ] 抵抗に負けずに挙上位を保つよう指示する
- [ ] 抵抗はまっすぐ下方に向かって加える
- [ ] 股関節は内外旋中間位、膝関節は屈曲位とする

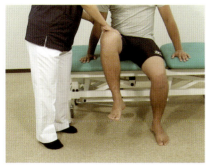

測定肢位（段階5）　　測定肢位（段階4）

➡ 最大抵抗に負けずに最終到達位置を保てる場合は**段階5**、最大抵抗にはやや負けるが、強力なあるいは中等度の抵抗に対して位置を保てる場合は**段階4**と判断する。
➡ 抗重力位は保てても抵抗をかけると負けてしまう場合は**段階3**と判断する。

段階2、1、0のテスト　～重力最小位へ姿勢を変える～

- [ ] 検者は対象者の後ろに立つ
- [ ] 片手でテスト側の下肢を下から支え持ち、反対の手で体幹が中間位となるよう骨盤を支える
- [ ] 手は、抵抗を与えることも運動を助けることもしない
- [ ] 逆の手で大転子の近位で中殿筋の収縮を触知する
- [ ] テスト側の下肢を外転するよう指示する
- [ ] 股関節は内外旋中間位を保つ

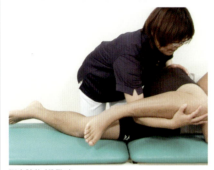
測定肢位（段階2）

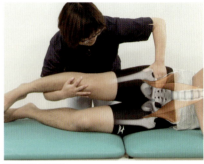
測定肢位（段階1）

➡ 重力最小位で全可動域の運動が可能な場合は**段階2**と判断する。
➡ 筋収縮を触知できるものの、関節運動が起こらない場合は**段階1**、筋収縮が触知できない場合は**段階0**と判断する。

代償動作

- [ ] 主動作筋の弱化がある場合、縫工筋を使って代償することがあり、この時は股関節の外旋と外転が起こる
- [ ] 大腿筋膜張筋による代償がある場合には、股関節に内旋・外転が生じる
- [ ] 仰臥位でテストを行う場合には、重力の作用で下肢に外旋が起こりうることに注意が必要である

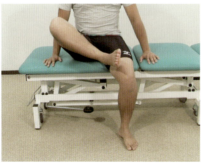
縫工筋による代償

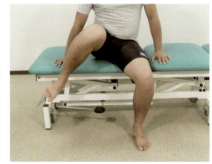
大腿筋膜張筋による代償

関連問題

☐ **問59** 筋と付着部の組合せで正しいのはどれか。2つ選べ。(第49回共通午後問53)

1. 腸腰筋――小転子
2. 縫工筋――腸骨稜
3. 大腿直筋―下前腸骨棘
4. 長内転筋―坐骨結節
5. 内側広筋―粗線外側唇

☐ **問60** 二関節筋はどれか。2つ選べ。(第42回共通午後問7)

1. 薄筋
2. 恥骨筋
3. 大内転筋
4. 大腿直筋
5. 膝窩筋

☐ **問61** 二関節筋はどれか。2つ選べ。(第44回共通午後問7)

1. 半膜様筋
2. 大内転筋
3. 人腿四頭筋の中間広筋
4. ヒラメ筋
5. 腓腹筋

☐ **問62** 筋と付着部との組み合わせで正しいのはどれか。(第39回共通午後問4)

1. 腸腰筋―――大転子
2. 恥骨筋―――小転子
3. 半膜様筋――脛骨内側顆
4. 大腿二頭筋―大腿骨外側顆
5. 膝窩筋―――大腿骨内側顆

豆知識

腸腰筋の短縮は、股関節の伸展制限（屈曲拘縮）の原因の1つ。腰椎の前弯を強めて骨盤を前傾させることで代償し、拘縮が外見上は分かりづらい場合もある。

短縮の有無を検査する方法として「**トーマス・テスト**」がよく知られている。検者は、背臥位をとらせた対象者の片脚を、膝を胸に近づけるよう屈曲していく。この時、他方の下肢がベッドから浮き上がってくる場合を「陽性」とする。腰椎の代償的前彎により腰痛が生じることもある。

股関節｜屈曲、外転、および膝関節屈曲位での外旋
Hip Joint Flexion, Abduction, and External Rotation with Knee Flexion

主動作筋：縫工筋

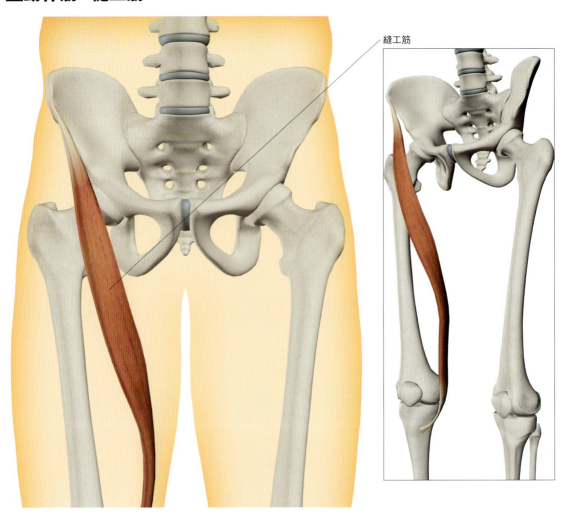

☐ 縫工筋
Sartorius

筋名	起始	停止	神経支配
縫工筋	上前腸骨棘（ASIS）	脛骨（上部内側面：鵞足）	大腿神経（L2,3）

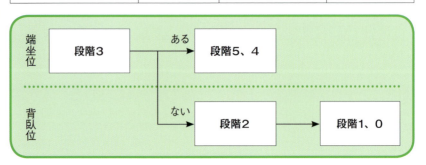

段階3のチェック

- [ ] 検者はテストする下肢の前側に立つ
- [ ] 検査台の縁を掴ませるか両脇に手を置いて支えさせ、体幹を安定させる
- [ ] 片脚であぐらをかくように、検査する下肢の踵を反対側の脛に沿って滑らせながら上へ持ち上げて保持するよう指示する

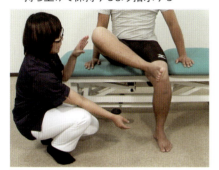

測定肢位（段階3）

- ➡ 徒手抵抗なしで全可動域の運動が可能な場合は**段階3**の筋力があると判断し、続けて**段階5**と**4**のテストを行う。
- ➡ **段階3**の筋力がない場合には**段階2**のテストを行う。

ポイント

対象者が正しい運動方向を理解しづらい場合が多いため、まず検者がテスト肢位をとって見せ模倣させるか、他動的に動かして最終肢位を把握させるとよい。

段階5、4のテスト　～抵抗を加える～

- [ ] 片手を膝外側面にあてがい、反対の手で下腿遠位の内側前面を把持する
- [ ] 持ち上げた脚を押し下げるように抵抗をかけることを説明する
- [ ] 抵抗に負けずに挙上位を保つよう指示する
- [ ] 抵抗はこの両手で下方かつ内方に加え、股関節の屈曲・外転・外旋と膝関節の屈曲に対抗する

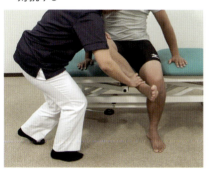 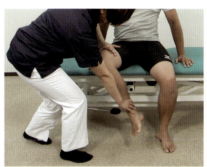

測定肢位（段階5）　　測定肢位（段階4）

- ➡ 最大抵抗に負けずに最終到達位置を保てる場合は**段階5**、最大抵抗にはやや負けるが、強力なあるいは中等度の抵抗に対して位置を保てる場合は**段階4**と判断する。
- ➡ 抗重力位は保てても抵抗をかけると負けてしまう場合は**段階3**と判断する。

（注）
写真および動画では、検者の手の位置が観察しやすいよう、検者の立ち位置をより外側に変更している。

段階2のテスト　〜重力最小位へ姿勢を変える〜

☐ 検者はテストする側の下肢の横に立つ
☐ テストする下肢の踵を反対側の下肢の向こう脛の上に置く
☐ 必要ならばアライメントを正しく保つよう対象者の下肢を支持する
☐ ASISのすぐ下、縫工筋の起始部近くで筋の収縮を触知する
☐ 脛の上を滑らせながら踵を膝まで持ってくるよう指示する

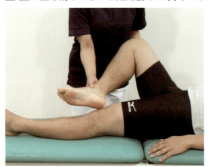

測定肢位（段階2）

➡ 重力最小位で全可動域の運動が可能な場合は**段階2**と判断する。
➡ 筋収縮を触知できるものの、関節運動が起こらない場合は**段階1、0**のテストを行う。

段階1、0のテスト

☐ 検者はテストする側の下肢の横に立つ
☐ テストする下肢の踵を反対側の下肢の向こう脛の上に置く
☐ 検者はテストする下肢のふくらはぎの下から膝の後に手をまわして膝を支えながら、自身の前腕で下腿の重量を支持する
☐ 反対の手で、ASISのすぐ下、縫工筋の起始部近くで筋の収縮を触知する
☐ 脛の上を滑らせながら踵を膝まで持ってくるよう指示する

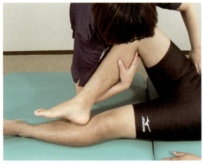

測定肢位（段階1,0）

➡ 筋収縮を触知できるものの、関節運動が起こらない場合は**段階1**、筋収縮が触知できない場合は**段階0**と判断する。

> **ポイント**
> 対象者が正しい運動方向を理解しづらい場合が多いため、まず検者がテスト肢位をとって見せ模倣させるか、他動的に動かして最終肢位を把握させるとよい。

代償動作

☐ 主動作筋の弱化がある場合、腸腰筋を使った純粋な股関節屈曲しか見られない

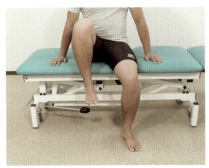

腸腰筋による股関節屈曲

関連問題

☐ **問63** Danielsらの徒手筋力テストで、段階2の測定肢位で正しいのはどれか。2つ選べ。（第50回理学療法士午後問3）

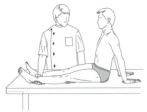

1．小殿筋

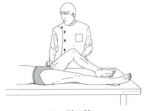

2．縫工筋

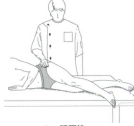

3．腸腰筋

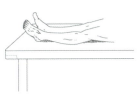

4．後脛骨筋

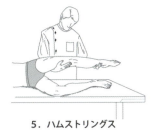

5．ハムストリングス

> **豆知識**
>
> 全力疾走が原因で時折発生する**ASISの離断骨折**は、縫工筋が過剰収縮することで生じるものが多いとされる。

股関節 伸展
Hip Joint Extension

主動作筋：大殿筋、半腱様筋、半膜様筋、大腿二頭筋（長頭）

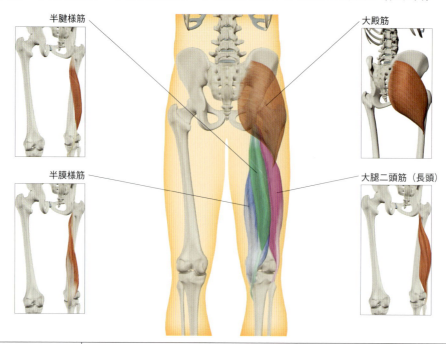

- □ 大殿筋
  Gluteus Maximus
- □ 半腱様筋
  Semitendinosus
- □ 半膜様筋
  Semimembranosus
- □ 大腿二頭筋（長頭）
  Biceps Femoris (Long head)

筋名	起始	停止		神経支配
大殿筋	腸骨、仙骨・尾骨	大腿筋膜、大腿骨		下殿神経 (L5〜S2)
半腱様筋	坐骨結節	脛骨	上部内側面：鵞足	坐骨神経 (L5〜S2)
半膜様筋			内側顆	
大腿二頭筋（長頭）		腓骨（腓骨頭）		坐骨神経・脛骨神経（2重支配）(S1〜3)

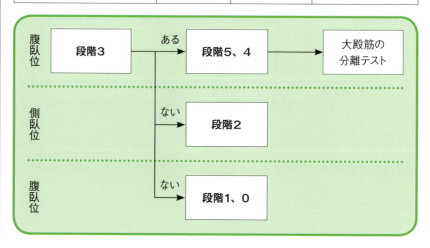

段階3のチェック

- □ 検者はテストする下肢の横で骨盤付近に立つ
- □ 両上肢は頭の上に伸ばすか、外転して検査台の両縁をつかませる
- □ テストする下肢を空中に持ち上げて保持するよう指示する
- □ 股関節は内外旋中間位、膝関節は伸展位を保つ

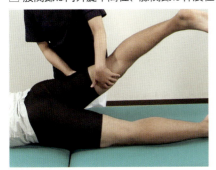

測定肢位（段階3）

- ➡ 徒手抵抗なしで全可動域の運動が可能な場合は**段階3**の筋力があると判断し、続けて**段階5と4**のテストを行う。
- ➡ **段階3**の筋力がない場合には**段階2**のテストを行う。

段階5、4のテスト　～抵抗を加える～

- □ 抵抗を加える手は足関節のすぐ上、下腿後面に置く
- □ 持ち上げた脚を押し下げるように抵抗をかけることを説明する
- □ 抵抗に負けずに挙上位を保つよう指示する
- □ 抵抗はまっすぐ下方に向かって加える
- □ 股関節は内外旋中間位、膝関節は伸展位を保つ
- □ 下腿遠位からの抵抗に耐えられなければ、抵抗の位置を大腿遠位に変更する
- □ 同様にテストを行う

測定肢位（段階5）　　測定肢位（段階4）

- ➡ 下腿遠位からの最大抵抗に負けずに最終到達位置を保てる場合は**段階5**、最大抵抗にはやや負けるが、下腿遠位からの強力なあるいは中等度の抵抗に対して位置を保てる場合は**段階4**と判断する。
- ➡ 抗重力位は保てても抵抗をかけると負けてしまう場合は**段階3**と判断する。

> **ポイント**
> 股関節伸筋群は身体の中でも最も強力な筋の1つであるため、段階4の筋を過大評価しないように注意が必要である。
> 股関節伸展には大殿筋と膝関節の屈曲筋群が関与する。測定法として、これらを複合的に検査する方法と、大殿筋のみ分離して検査する方法がある。前者は膝関節伸展位、後者は膝関節90°屈曲位で行う。

> **ポイント**
> 検者は反対の手を上後腸骨棘あたりに置いて骨盤を固定する。

> **ポイント**
> 股関節伸展筋の収縮力は強大であるため、最適な最大抵抗はテコの柄を長くとって下腿遠位から加えるのが望ましい（Danielsらの徒手筋力検査法 原著第9版）。ただし、膝関節疾患を有する対象者には関節への負担が大きいため注意する。

大殿筋の分離テスト

- □ テストする下肢の膝関節を90°屈曲位とする
- □ 抵抗を加える手は膝関節のすぐ上、大腿後面に置く
- □ 持ち上げた脚を押し下げるように抵抗をかけることを説明する
- □ 抵抗に負けずに挙上位を保つよう指示する
- □ 抵抗はまっすぐ下方に向かって加える
- □ 股関節は内外旋中間位、膝関節は屈曲位を保つ

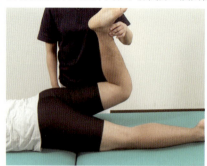

測定肢位（段階3）

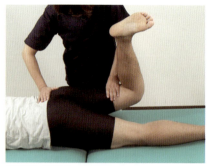

測定肢位（段階5）

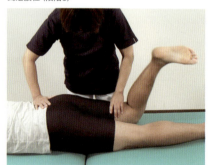

測定肢位（段階4）

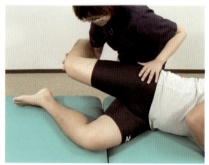

測定肢位（段階2）

- ⬢ 徒手抵抗なしで全可動域の運動が可能な場合は**段階3**、最大抵抗に負けずに最終到達位置を保てる場合は**段階5**、最大抵抗にはやや負けるが、強力なあるいは中等度の抵抗に対して位置を保てる場合は**段階4**と判断する。
- ⬢ 抗重力位は保てても抵抗をかけると負けてしまう場合は**段階3**と判断する。**段階3**の筋力がない場合には**段階2**のテストを行う。

段階2のテスト ～重力最小位へ姿勢を変える～

- □ 検者は対象者の後方に立つ
- □ 検者はテストする下肢を下から支え持つ
- □ 総括的な股関節伸展のテストでは膝を伸展位に、大殿筋の分離テストでは膝を屈曲位とする
- □ 下になる下肢は体幹を安定させるため屈曲位とする
- □ テスト側の下肢を後方へ蹴るよう指示する
- □ 股関節は内外旋中間位を保つ

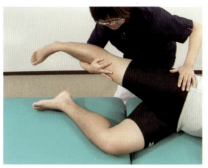

測定肢位（段階2）

- 重力最小位で全可動域の運動が可能な場合は**段階2**と判断する。
- 筋収縮を触知できるものの、関節運動が起こらない場合は**段階1、0**のテストを行う。

> **ポイント**
> 検者は反対の手を腸骨稜にあてがい、骨盤と股関節のアライメントを正しく保つ。

段階1、0のテスト　〜姿勢を腹臥位とする〜

- □ 検者はテストする下肢の股関節のあたりに立つ
- □ テストする下肢の坐骨結節のすぐ下に指を深く押し込むようにして膝屈筋群の収縮を触知する
- □ 大殿筋は殿部の中央の上に指を深く押し込んで触知し、上部線維と下部線維についても区別して触知する
- □ 脚を検査台から持ち上げるように、もしくは両方のお尻を寄せ合わせるように力を入れるよう指示する

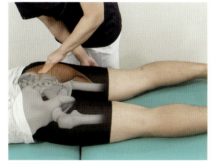

測定肢位（段階1,0）

- 収縮活動を触知できる場合は**段階1**、筋収縮が触知できない場合は**段階0**と判断する。

豆知識

大殿筋歩行

大殿筋は、歩行時、股関節伸展位・体幹起立位を支持して、円滑な前方移動を導くために働いている。大殿筋麻痺があると、この制動力が働かないため、踵接地時に体幹を反らせ、重心を股関節後方に置くことで靱帯性に股関節を安定させて歩行する。これを**大殿筋歩行**と呼ぶ。

登攀性起立

Duchenne型ジストロフィーの患児では、大殿筋と大腿四頭筋の筋力低下が生じる。患児が床から立ち上がる場合は、四つ這いの姿勢から両膝関節を伸展し、膝をロックした状態の下肢を左右の手で交互によじ登るように体幹を支えながら起こしてゆく。その後、膝の上を手で押さえつけ、上肢で体幹を押し上げるようにして起立位となる。これを**登攀性起立**（もしくは**ガワーズ徴候**）と呼ぶ。

関連問題

☐ **問64** Danielsらの徒手筋力テスト（股関節伸展の検査）を図に示す。正しいのはどれか。2つ選べ。（第50回理学療法士午前問3）

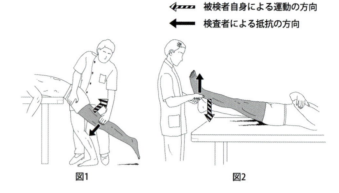

1. 図1の肢位で段階2を検査できる
2. 図1は大殿筋のみを分離して伸展力を検査している
3. 図1は股関節屈曲拘縮がある場合のための変法である
4. 図2の方法では両側同時に検査する
5. 図2の方法では段階5〜段階2まで検査できる

☐ **問65** スカルパ三角で誤っているのはどれか。（第47回共通午前問60）

1. 坐骨神経が通る
2. 大腿動脈が通る
3. 底面に恥骨筋がある
4. 外側は縫工筋で形成される
5. 内側は長内転筋で形成される

☐ **問66** 股関節について正しいのはどれか。（第47回共通午後問70）

1. 関節窩には骨頭の1/3が入る
2. 臼蓋角は成人の方が小児よりも大きい
3. 運動範囲は内転の方が外転よりも大きい
4. 大腿骨頭靱帯は内転時に緊張する
5. 恥骨筋の収縮は外旋を制限する

股関節 外転
Hip Joint Abduction

主動作筋：中殿筋、小殿筋

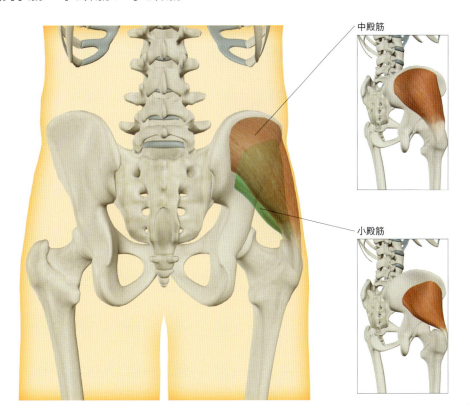

□ 中殿筋
Gluteus Medius

□ 小殿筋
Gluteus Minimus

筋名	起始	停止	神経支配
中殿筋	腸骨	大腿骨の大転子外側面	上殿神経（L4～S1）
小殿筋			

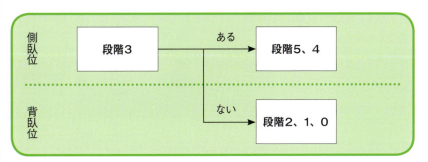

第7章 股関節

段階3のチェック

- [ ] 検者は対象者の後ろに立つ
- [ ] 骨盤を軽度前方に回旋した位置で固定する
- [ ] 上側の下肢を空中に持ち上げて保持するよう指示する
- [ ] 股関節は内外旋中間位、伸展位を保つ

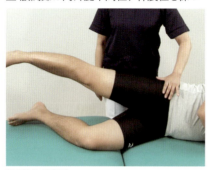

測定肢位（段階3）

➡ 徒手抵抗なしで全可動域の運動が可能な場合は**段階3**の筋力があると判断し、続けて**段階5と4**のテストを行う。
➡ **段階3**の筋力がない場合には**段階2**と**1**、**0**のテストを行う。

ポイント
非テスト側は膝を軽く屈曲し体幹を安定させる。

段階5、4のテスト　～抵抗を加える～

- [ ] 抵抗を加える手は足関節のすぐ上、下腿外側面にあてがう
- [ ] 持ち上げた脚を押し下げるように抵抗をかけることを説明する
- [ ] 抵抗に負けずに挙上位を保つよう指示する
- [ ] 抵抗はまっすぐ下方に向かって加える
- [ ] 股関節は内外旋中間位、伸展位を保つ
- [ ] 下腿遠位からの抵抗に耐えられなければ、抵抗の位置を大腿遠位に変更する
- [ ] 同様にテストを行う

ポイント
股関節外転筋の収縮力は強大であるため、最適な最大抵抗はテコの柄を長くとって下腿遠位から加えるのが望ましい（Danielsらの徒手筋力検査法 原著第9版）。ただし、膝関節疾患を有する対象者には関節への負担が大きいため注意する。

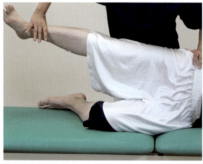
測定肢位（段階5）

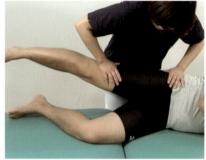
測定肢位（段階4）

➡ 下腿遠位からの最大抵抗に負けずに最終到達位置を保てる場合は**段階5**、最大抵抗にはやや負けるが、大腿遠位からの強力あるいは中等度の抵抗に対して位置を保てる場合は**段階4**と判断する。
➡ 抗重力位は保てても抵抗をかけると負けてしまう場合は**段階3**と判断する。

段階2、1、0のテスト　〜重力最小位へ姿勢を変える〜

- [ ] 検者はテストする側の下肢の横に立つ
- [ ] 片手をテスト側の足の下に入れ、台との摩擦が起こらない程度に下肢を台から持ち上げて支える
- [ ] 支える手は、抵抗を与えることも運動を助けることもしない
- [ ] 逆の手で大転子の近位で中殿筋の収縮を触知する
- [ ] テスト側の下肢を外転するよう指示する
- [ ] 股関節は内外旋中間位を保つ

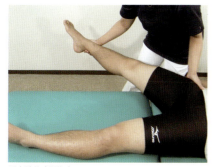
測定肢位（段階2）

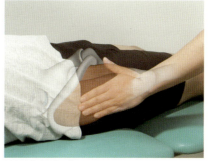
測定肢位（段階1,0）

➡ 重力最小位で全可動域の運動が可能な場合は**段階2**と判断する。
➡ 筋収縮を触知できるものの、関節運動が起こらない場合は**段階1**、筋収縮が触知できない場合は**段階0**と判断する。

代償動作

- [ ] 主動作筋の弱化がある場合、対象者は体幹側方の筋を使って骨盤を引き上げることで代償することがあるため、注意して観察する
- [ ] 股関節屈筋の斜め方向の力を使い、股関節を外旋屈曲することで代償することがある
- [ ] 股関節屈曲位からテストを開始すると、大腿筋膜張筋の代償により外転運動が起こることがあるため注意を要する

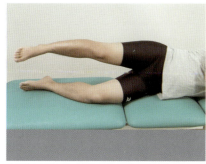
体幹側方の筋による代償

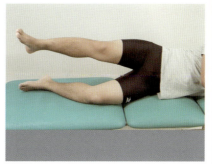
股関節屈筋による代償

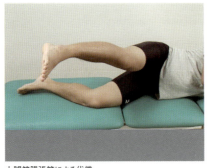
大腿筋膜張筋による代償

関連問題

☐ **問67** ダニエルスらの徒手筋力テストによる股関節外転、段階3（Fair）のテストを実施したところ図のような代償運動がみられた。この代償運動への関与が疑われる筋はどれか。2つ選べ。（第42回理学療法士午前問1）

1. 小殿筋
2. 腸腰筋
3. 大腿直筋
4. 大腿筋膜張筋
5. 半腱様筋

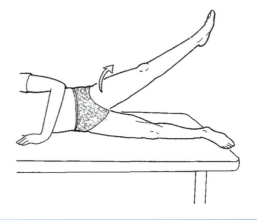

豆知識

トレンデレンブルグ歩行

　トレンデレンブルグ徴候とは、股関節外転筋の機能不全が存在する患側下肢で片脚立位になったときに、骨盤の水平位を保つことができず、遊脚側下肢の骨盤が下がる現象。なお、片脚立位時に患側へ体幹が側屈し、かつ骨盤傾斜も起こる現象を**デュシェンヌ現象**と呼ぶ。

　中殿筋機能障害を伴う歩行では、患側立脚期でトレンデレンブルグ徴候が出現すると同時に、頭部・体幹が患側あるいは健側へ傾く2種類の代償運動が生じる可能性がある。

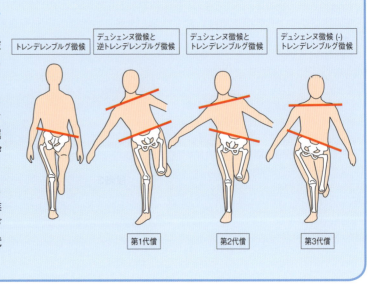

股関節｜屈曲位からの外転
Hip Joint Abduction with Flexion

主動作筋：大腿筋膜張筋

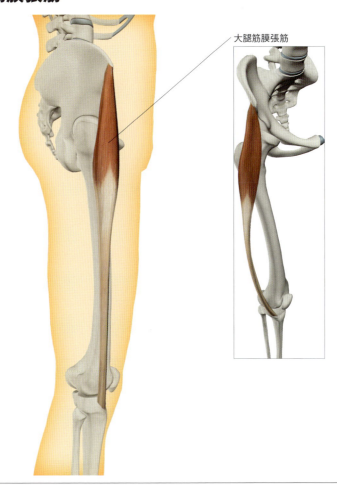

- 大腿筋膜張筋
  Tensor Fasciae Latae

筋名	起始	停止	神経支配
大腿筋膜張筋	腸骨稜 大腿筋膜 ASIS	腸脛靭帯	上殿神経 (L4〜S1)

豆知識

二関節筋、特に大腿筋膜張筋に限定した可動域は与えられない。

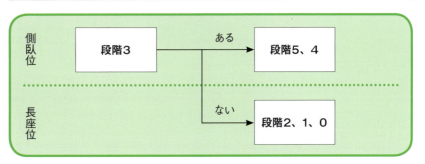

段階3のチェック

- [ ] 検者は対象者の後方、骨盤の高さに立つ
- [ ] 上にした下肢は股関節を45°屈曲し、下側にある下肢の上を横切って脚が検査台の上にのるよう設定する
- [ ] 上側の下肢を空中に持ち上げて30°外転位を保持するよう指示する
- [ ] 股関節は内外旋中間位を保つ

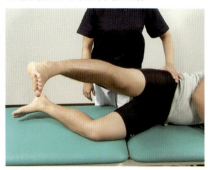

測定肢位（段階3）

- ➡ 徒手抵抗なしで全可動域の運動が可能な場合は**段階3**の筋力があると判断し、続けて**段階5**と**4**のテストを行う。
- ➡ **段階3**の筋力がない場合には**段階2**と**1**、**0**のテストを行う。

ポイント

検者は反対の手を腸骨稜の上に置き、固定に用いる。

段階5、4のテスト　～抵抗を加える～

- [ ] 抵抗を加える手は膝よりすぐ上、大腿側面にあてがう
- [ ] 持ち上げた脚を押し下げるように抵抗をかけることを説明する
- [ ] 抵抗に負けずに挙上位を保つよう指示する
- [ ] 抵抗は大腿遠位側面に押し下げるように加える
- [ ] 股関節は内外旋中間位を保つ

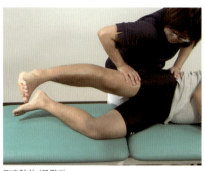

測定肢位（段階5）

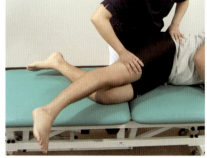

測定肢位（段階4）

- ➡ 最大抵抗に負けずに最終到達位置を保てる場合は**段階5**、最大抵抗にはやや負けるが、強力なあるいは中等度の抵抗に対して位置を保てる場合は**段階4**と判断する。
- ➡ 抗重力位は保てても抵抗をかけると負けてしまう場合は**段階3**と判断する。

段階2、1、0のテスト　〜重力最小位へ姿勢を変える〜

- [ ] 検者はテストする下肢の横に立つ
- [ ] 対象者に長座位をとらせ、両手を身体の後方について体幹を支えさせる
  体幹は垂直位から45°までは後方に傾けてもよい
- [ ] 反対の手はテストする下肢の下に入れて支え、検査台との摩擦を防ぐ
- [ ] 支える手は、抵抗を与えることも運動を助けることもしない
- [ ] 逆の手で、大腿筋膜張筋が腸脛靱帯に付着する大腿近位の前外側部で
  収縮を触知する
- [ ] テスト側の下肢を30°外転するよう指示する
- [ ] 股関節は内外旋中間位を保つ

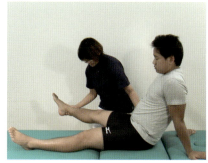

測定肢位（段階2）

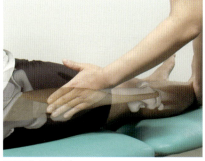

測定肢位（段階1,0）

➡ 重力最小位で全可動域の運動が可能な場合は**段階2**と判断する。
➡ 筋収縮を触知できるものの、関節運動が起こらない場合は**段階1**、筋収縮が触知できない場合は**段階0**と判断する。

代償動作

- [ ] 主動作筋の弱化がある場合、股関節外旋がみられることがあり、この場合は股関節屈筋の斜方向による代償が考えられるので注意が必要

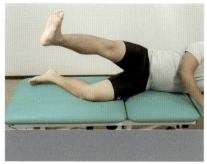

股関節屈筋による代償

豆知識

オベールテスト（Ober's test）

大腿筋膜張筋から腸脛靭帯にかけての短縮をみるテスト。被検者には検査側の下肢を上にした側臥位をとらせる。

検者は、検査側の下肢の膝関節を90°屈曲し、股関節を伸展させた状態で上方へ持ち上げる（外転させる）。持ち上げた下肢から手を離した際、なめらかに内転位まで落下しない場合は、大腿筋膜張筋や腸脛靭帯の短縮が示唆される。

腸脛靭帯炎

膝の屈伸を繰り返すことで腸脛靭帯が大腿骨外顆と過度な摩擦を起こし、炎症が起こった状態を**腸脛靭帯炎**と呼ぶ。

一般にランナー膝といわれるものの中でも多い病態である。この場合、膝を90°屈曲位とし、外顆部で腸脛靭帯を押さえた状態で膝を伸展していくと、疼痛が誘発される（grasping test）。

関連問題

☐ **問68** Danielsらの徒手筋力テストで正しいのはどれか。（第44回理学療法士午前問43）

1. 股関節伸展筋力4は股関節伸展30°の抵抗値で求める
2. 股関節屈曲筋力3の運動範囲は0°〜145°である
3. 股関節内転筋力4の非テスト側下肢は45°外転させる
4. 大腿筋膜張筋筋力3の運動範囲は外転30°あれば良い
5. ハムストリングス筋力5は膝関節屈曲120°の抵抗値で求める

☐ **問69** 基本肢位からの股関節の運動とそれに作用する筋の組合せで正しいのはどれか。（第51回共通午後問70）

1. 外転 ── 薄筋
2. 外旋 ── 半腱様筋
3. 屈曲 ── 恥骨筋
4. 内旋 ── 大殿筋
5. 内転 ── 梨状筋

☐ **問70** 筋と付着部との組合せで正しいのはどれか。（第46回共通午前問52）

1. 腸腰筋 ── 大転子
2. 長内転筋 ── 坐骨結節
3. 半腱様筋 ── 腓骨頭
4. 長腓骨筋 ── 舟状筋
5. 前脛骨筋 ── 内側楔状骨

股関節 内転
Hip Joint Adduction

主動作筋：大内転筋、短内転筋、長内転筋、恥骨筋、薄筋

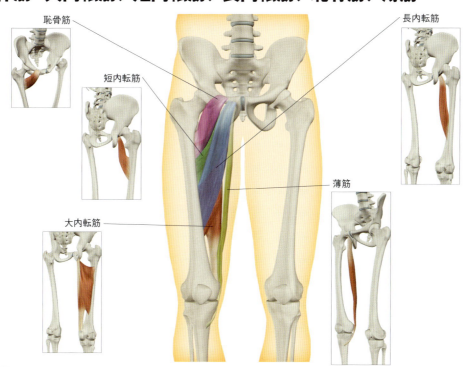

- 大内転筋 Adductor Magnus
- 短内転筋 Adductor Brevis
- 長内転筋 Adductor Longus
- 恥骨筋 Pectineus
- 薄筋 Gracilis

筋名	起始	停止	神経支配
大内転筋	坐骨結節 恥骨	大腿骨	閉鎖・坐骨神経（2重支配）(L3、4)
短内転筋	恥骨	大腿骨	閉鎖神経 (L3、4)
長内転筋	恥骨	大腿骨	閉鎖神経 (L3、4)
恥骨筋	恥骨	大腿骨	大腿・閉鎖神経（2重支配）(L2〜4)
薄筋	恥骨	脛骨（上部内側面：鵞足）	閉鎖神経 (L3、4)

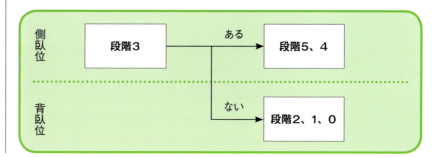

段階3のチェック

☐ 検者は対象者の後ろに立つ
☐ 上になる下肢、すなわち非テスト側の下肢を外転25°の位置まで持ち上げて支え持つ
☐ テスト側の股関節を内転させ、下の下肢が上の下肢に接触するまで持ち上げるよう指示する
☐ 股関節は内外旋中間位、伸展位を保つ

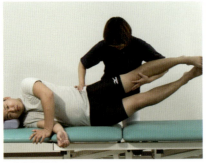

測定肢位（段階3）

○ 徒手抵抗なしで全可動域の運動が可能な場合は**段階3**の筋力があると判断し、続けて**段階5**と**4**のテストを行う。
○ **段階3**の筋力がない場合には**段階2**と**1**、**0**のテストを行う。

段階5、4のテスト　〜抵抗を加える〜

☐ 抵抗を加える手は大腿遠位部で膝関節のすぐ上の内側面にあてがう
☐ 持ち上げた脚を押し下げるように抵抗をかけることを説明する
☐ 抵抗に負けずに挙上位を保つよう指示する
☐ 抵抗はまっすぐ下方に向かって加える
☐ 股関節は内外旋中間位、伸展位を保つ

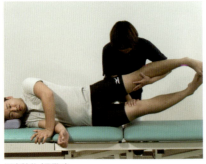 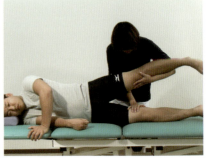

測定肢位（段階5）　　　　　　　　　　　　測定肢位（段階4）

○ 最大抵抗に負けずに最終到達位置を保てる場合は**段階5**、最大抵抗にはやや負けるが、強力なあるいは中等度の抵抗に対して位置を保てる場合は**段階4**と判断する。
○ 抗重力位は保てても抵抗をかけると負けてしまう場合は**段階3**と判断する。

段階2、1、0 〜重力最小位へ姿勢を変える〜

- [ ] 検者はテストする下肢の膝の横に立つ
- [ ] 片手をテスト側の足の下に入れ、台との摩擦が起こらない程度に下肢を台から持ち上げて支える
- [ ] 支える手は、抵抗を与えることも運動を助けることもしない
- [ ] 逆の手で、大腿近位の内側で内転筋筋腹の収縮を触知する
- [ ] テスト側の下肢を内転するよう指示する
- [ ] 股関節は内外旋中間位を保つ

ポイント

段階2・1・0に対するテスト肢位では、反対側の下肢の重量により骨盤が固定されるため、非テスト側股関節を手で固定する必要はない。

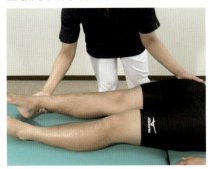
測定肢位（段階2）

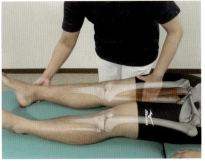
測定肢位（段階1）

➡ 重力最小位で全可動域の運動が可能な場合は**段階2**と判断する。
➡ 筋収縮を触知できるものの、関節運動が起こらない場合は**段階1**、筋収縮が触知できない場合は**段階0**と判断する。

代償動作

- [ ] 主動作筋の弱化がある場合、骨盤を後傾し股関節を内旋させることにより、股関節屈筋で股関節の内転を代償しようとすることがある。このとき対象者は、側臥位から背臥位の方に身体の向きを変えようとしているように見える
- [ ] 骨盤を前傾し、テストする側の股関節を外旋させることにより、膝屈筋によって股関節の内転をさせようとする場合もある。このとき対象者は、まるで腹臥位になろうとしているように見える

どちらの場合も、確実に安定した側臥位を保持することが代償を防ぐために必要となる

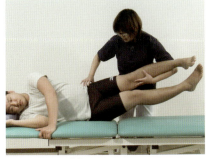
股関節屈筋による代償

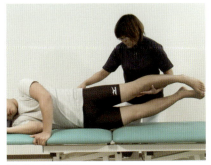
膝屈筋による代償

ポイント

テストを行わない下肢は、テスト側の運動を妨げないよう、ある程度外転位をとらせる。

豆知識

椅子座位で両膝の間が無意識に大きく開いてしまう場合、股関節内転筋群の弱化が考えられる。一般的に、**内反膝**（いわゆる**O脚**）の原因のひとつとも考えられており、日常から意識して両膝を合わせて座るよう意識することが継続的なトレーニングとなる。

関連問題

☐ **問71** Danielsらの徒手筋力テストで股関節内転筋の段階3を測定する際、図のような代償動作がみられた。代償動作を生じさせている筋はどれか。（第51回理学療法士午後問4）

1. 腸骨筋
2. 梨状筋
3. 中殿筋
4. 大腿二頭筋
5. 内側広筋

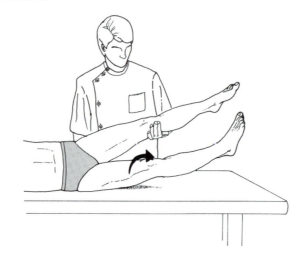

☐ **問72** 左片足立ちを指示したとき図の様な姿勢を示した。筋力低下が考えられるのはどれか。（第44回共通午後問41）

1. 腸腰筋
2. 中殿筋
3. 大内転筋
4. 大腿直筋
5. 大腿二頭筋

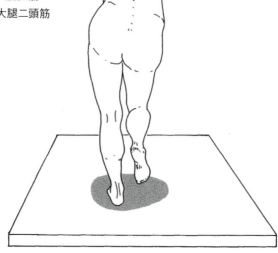

股関節 外旋
Hip Joint External Rotation

主動作筋：外閉鎖筋、内閉鎖筋、梨状筋、大腿方形筋、上双子筋、下双子筋、大殿筋

第7章 股関節

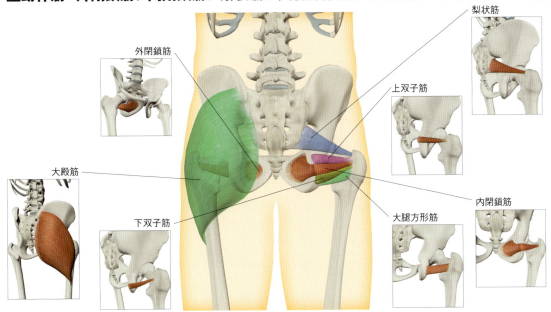

- □ 外閉鎖筋
  Obturator Externus
- □ 内閉鎖筋
  Obturator Internus
- □ 梨状筋
  Femoris Piriformis
- □ 大腿方形筋
  Quadratus
- □ 上双子筋
  Superior Gemellus
- □ 下双子筋
  Inferior Gemellus
- □ 大殿筋
  Gluteus Maximus

筋名	起始	停止	神経支配
外閉鎖筋	恥骨、閉鎖膜	大腿骨	閉鎖神経 (L3〜L4)
内閉鎖筋			仙骨神経叢 (L5〜S2)
梨状筋	仙骨 腸骨		坐骨神経叢 (S1、2)
大腿方形筋	坐骨		仙骨神経叢 (L4〜S1)
上双子筋			内閉鎖筋への神経 (L5、S1、2)
下双子筋			腰方形筋への神経の枝 (L4、5、S1)
大殿筋	腸骨 仙骨・尾骨		下殿神経 (L5〜S2)

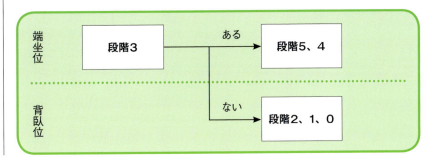

> **ポイント**
>
> 運動方向と最終到達位置が理解しづらい場合は、検者が他動的に最終到達位置に対象者の下肢を動かし、そのまま保ち続けられるか検査するとよい。

段階3のチェック

☐ 検者はテストする下肢の横にかがむか、低い椅子に座る
☐ 体幹を垂直に保ち、テスト中、骨盤・殿部が浮かないよう注意する
☐ 大腿を検査台につけたまま、足首を内側の方向へ移動させて保持するよう指示する

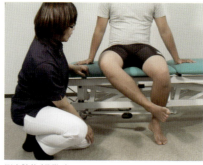

測定肢位（段階3）

➡ 徒手抵抗なしで全可動域の運動が可能な場合は**段階3**の筋力があると判断し、続けて**段階5**と**4**のテストを行う。
➡ **段階3**の筋力がない場合には**段階2**と**1**、**0**のテストを行う。

> **ポイント**
>
> 検者が加える2方向の抵抗は、股関節の外旋運動に対して逆方向に向かって加えていることになる。

段階5、4のテスト ～抵抗を加える～

☐ 脚を外側に引っぱり下げるように抵抗をかけることを説明する
☐ 抵抗に負けずに最終肢位を保つよう指示する
☐ 検者はテストする下肢のくるぶしの直上を握り、足部を外側に向かわせるよう抵抗を加える
☐ 反対の手は大腿遠位部の外側に置き、浮かないよう固定を行うとともに膝に対して内方に向かう力を加える

> **ポイント**
>
> 股関節が回旋して中心線を通り過ぎる際、重力が助けにならないよう、ごくわずかの抵抗を加えてもよい。

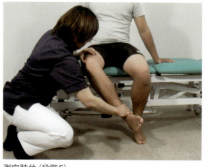 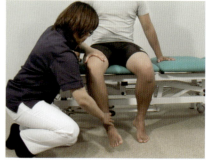

測定肢位（段階5）　　　　　　測定肢位（段階4）

➡ 最大抵抗に負けずに最終到達位置を保てる場合は**段階5**、最大抵抗にはやや負けるが、強力なあるいは中等度の抵抗に対して位置を保てる場合は**段階4**と判断する。
➡ 抗重力位は保てても抵抗をかけると負けてしまう場合は**段階3**と判断する。

段階2、1、0 ～重力最小位へ姿勢を変える～

- [ ] 検者はテストする側の下肢の横に立つ
- [ ] テストする下肢は内旋させておく
- [ ] 片方の手を股関節の外側に置き、正しい骨盤の位置を保持する
- [ ] 可能な限り股関節を外旋させるよう指示する
- [ ] 逆の手で大殿筋の収縮を触知する

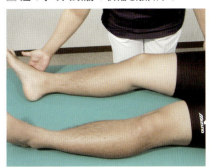

測定肢位（段階2）

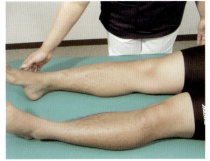

測定肢位（段階1）

➡ 重力最小位で全可動域の運動が可能な場合は**段階2**と判断する。
➡ 少しでも外旋方向への動きがあることが認められるときは**段階1**とし、動きが全く見られなければ**段階0**と判断する。

ポイント

大殿筋以外の外旋筋群は触知しにくい。段階1、0の判断は、「不確実さを伴うときには、常により低い段階と評価すべきである」という原則に従った判定ということができる。

代償動作

- [ ] 見かけ上の判断の誤りを防ぐため、非テスト側の殿部が座面から浮かないよう注意する
- [ ] 体幹が著しく傾斜していないか、テスト側の膝関節が必要以上に屈曲していないか、テスト側の股関節の外転が生じないかについても確認を行う

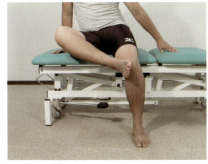

反対側の体幹筋による代償

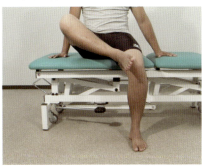

縫工筋による代償

関連問題

☐ **問73** 正しいのはどれか。2つ選べ。(第46回共通午後問72)

1. 腸骨大腿靱帯は股関節外旋を制限する
2. 坐骨大腿靱帯は股関節屈曲を制限する
3. 小殿筋の収縮は股関節外旋を制限する
4. 半膜様筋の収縮は膝関節内旋を制限する
5. 大腿二頭筋の収縮は膝関節屈曲を制限する

☐ **問74** 基本肢位における股関節の外旋筋はどれか。(第41回共通午後問40)

1. 大腿筋膜張筋
2. 半膜様筋
3. 大腿直筋
4. 梨状筋
5. 薄筋

☐ **問75** 筋と作用との組合せで正しいのはどれか。2つ選べ。(第42回共通午後問43)

1. 小殿筋―――――股関節外旋
2. 大腿筋膜張筋――股関節屈曲
3. 恥骨筋―――――股関節内転
4. 大腿直筋―――――股関節伸展
5. 縫工筋―――――股関節内旋

股関節 内旋
Hip Joint Internal Rotation

主動作筋：小殿筋（前部）、中殿筋（前部）、大腿筋膜張筋

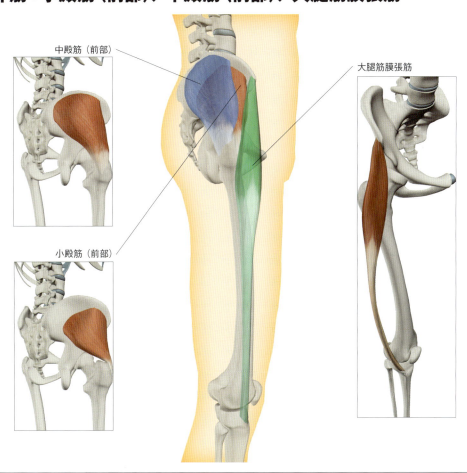

- □ 小殿筋（前部）
  Gluteus Minimus
- □ 中殿筋（前部）
  Gluteus Medius
- □ 大腿筋膜張筋
  Tensor Fasciae Latae

筋名	起始	停止	神経支配
小殿筋（前部）	腸骨	大腿骨の大転子	上殿神経（L4～S1）
中殿筋（前部）			
大腿筋膜張筋	腸骨（ASIS、腸骨稜）	脛骨	

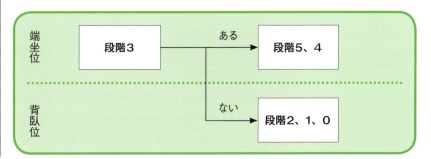

段階3のチェック

- [ ] 検者はテストする下肢の横にかがむか、低い椅子に座る
- [ ] 体幹を垂直に保ち、テスト中、骨盤・殿部が浮かないよう注意する
- [ ] 大腿を検査台につけたまま、足首を外側の方向へ移動させて保持するよう指示する

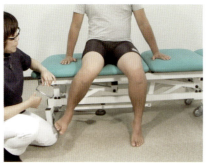

測定肢位（段階3）

> ➡ 徒手抵抗なしで全可動域の運動が可能な場合は**段階3**の筋力があると判断し、続けて**段階5と4**のテストを行う。
> ➡ **段階3**の筋力がない場合には**段階2と1、0**のテストを行う。

ポイント

運動方向と最終到達位置が理解しづらい場合は、検者が他動的に最終到達位置に対象者の下肢を動かし、そのまま保ち続けられるか検査するとよい。

段階5、4のテスト ～抵抗を加える～

- [ ] 脚を内向きに引っぱり下げるように抵抗をかけることを説明する
- [ ] 抵抗に負けずに最終肢位を保つよう指示する
- [ ] 検者はテストする下肢のくるぶしの直上を握り、足部を内側に向かわせるよう抵抗を加える
- [ ] 反対の手は大腿遠位部の内側に置き、浮かないよう固定を行うとともに膝に対して外方に向かう力を加える

ポイント

検者が加える2方向の抵抗は、股関節の内旋運動に対して逆方向に向かって加えていることになる。

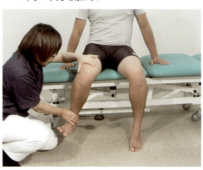

測定肢位（段階5）

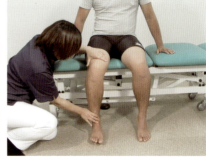

測定肢位（段階4）

> ➡ 最大抵抗に負けずに最終到達位置を保てる場合は**段階5**、最大抵抗にはやや負けるが、強力なあるいは中等度の抵抗に対して位置を保てる場合は**段階4**と判断する。
> ➡ 抗重力位は保てても抵抗をかけると負けてしまう場合は**段階3**と判断する。

段階2、1、0 〜重力最小位へ姿勢を変える〜

- [ ] 検者はテストする側の下肢の横に立つ
- [ ] テストする下肢は外旋させておく
- [ ] 片方の手を股関節の外側に置き、正しい骨盤の位置を保持する
- [ ] 可能な限り股関節を内旋させるよう指示する
- [ ] 固定している手で股関節の後外側面を触診し、中殿筋の収縮を触知する
- [ ] 逆の手で、ASISの下、股関節の前外側面で大腿筋膜張筋の収縮を触知する

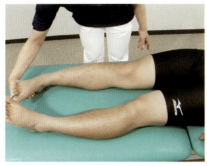

測定肢位（段階2）

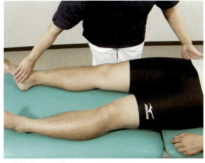

測定肢位（段階1）

➡ 重力最小位で全可動域の運動が可能な場合は**段階2**と判断する。
➡ 筋収縮を触知できるものの、関節運動が起こらない場合は**段階1**、筋収縮が触知できない場合は**段階0**と判断する。

ポイント

股関節が回旋して中心線を通り過ぎる際、重力が助けにならないよう、ごくわずかの抵抗を加えてもよい。

代償動作

- [ ] 主動作筋の弱化がある場合、対象者はテストする側の骨盤を挙上して内旋を助けようとすることがあるため注意が必要
- [ ] 大腿筋膜張筋を過剰に働かせることで膝関節の伸展が生じたり、外側ハムストリングスを使って股関節を内転・伸展させようとすることがある

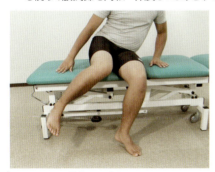

テストする側の体幹筋による代償

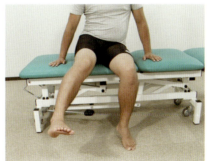

股関節内転筋、膝関節伸展筋による代償

関連問題

☐ **問76** 股関節の内旋運動に関与する筋はどれか。2つ選べ。（第48回共通午後問71）

1. 小殿筋
2. 大殿筋
3. 縫工筋
4. 半膜様筋
5. 大腿二頭筋

☐ **問77** 基本肢位からの股関節の運動とそれに作用する筋の組合せで正しいのはどれか。2つ選べ。（第50回共通午前問72）

1. 外旋────大殿筋
2. 伸展────腸腰筋
3. 内転────中殿筋
4. 屈曲────大腿二頭筋
5. 屈曲────大腿筋膜張筋

☐ **問78** 基本肢位からの股関節の運動について正しいのはどれか。（第50回共通午後問72）

1. 屈曲時に腸脛靱帯は緊張する
2. 伸展時に坐骨大腿靱帯は緊張する
3. 外転時に大腿骨頭靱帯は緊張する
4. 内旋時に恥骨大腿靱帯は緊張する
5. 屈曲時に腸骨大腿靱帯は緊張する

第8章
膝関節

膝関節 | 屈曲
Knee Joint Flexion

主動作筋：大腿二頭筋(長頭、短頭)、半腱様筋、半膜様筋

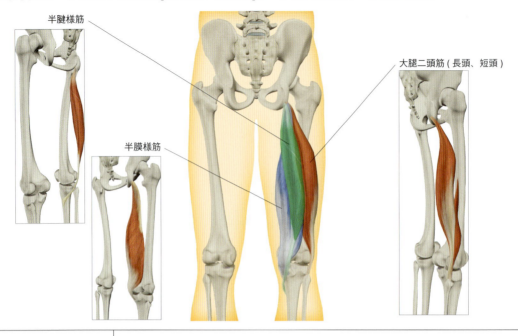

- ☐ 大腿二頭筋（長頭、短頭）
  Biceps Femoris
  (Long, Short head)

- ☐ 半腱様筋
  Semitendinosus

- ☐ 半膜様筋
  Semimembranosus

筋名	起始	停止	神経支配
大腿二頭筋 短頭	大腿骨粗線外側唇	腓骨頭、脛骨外側顆	坐骨神経・腓骨神経（2重支配）（L5～S2）
大腿二頭筋 長頭	坐骨結節	腓骨頭、脛骨外側顆	坐骨神経・脛骨神経（2重支配）（S1～3）
半腱様筋	坐骨結節	脛骨内側顆	坐骨神経（L5～S2）
半膜様筋	坐骨結節	脛骨内側顆 大腿骨内側顆	坐骨神経（L5～S2）

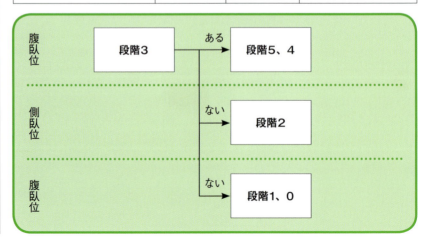

段階3のチェック

- [ ] 検者はテストする下肢の側方に立つ
- [ ] 下肢は伸展させ、代償防止のため足指を台の端からはみ出させておく
- [ ] 膝関節を屈曲させて保持するよう指示する
- [ ] 下腿は内外旋中間位を保つ

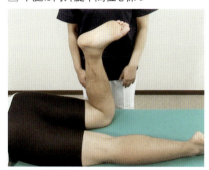

測定肢位（段階3）

- ➡ 徒手抵抗なしで全可動域の運動が可能な場合は**段階3**の筋力があると判断し、続けて**段階5と4**のテストを行う。
- ➡ **段階3**のテスト中、下腿が内外旋の中間位を保てず、非対称性が観察された場合は、続けて内側膝屈筋（半腱様筋・半膜様筋）と外側膝屈筋（大腿二頭筋）のテストを行う。
- ➡ **段階3**の筋力がない場合には**段階2**のテストを行う。

ポイント

大腿二頭筋が内側膝屈筋より強力な場合、下腿の外旋が起こる。逆に半腱様筋・半膜様筋の方が強ければ、下腿の内旋が起こる。

これらの現象は内外膝屈筋に非対称性があることを意味し、内外膝屈筋を分けて別々にテストする必要がある。

段階5、4のテスト　〜抵抗を加える〜

- [ ] 膝関節は軽度屈曲位（約45°）から開始する
- [ ] 抵抗を加える手は足首のすぐ上で、下腿の後面に置く
- [ ] 反対の手は大腿後面に置き固定に使用する
- [ ] 抵抗に負けずに膝屈曲位を保つよう指示する
- [ ] 抵抗は下腿を押し下げる方向へ加える
- [ ] 股関節と下腿は内外旋中間位を保つ

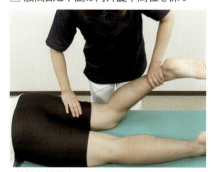

測定肢位（段階5）

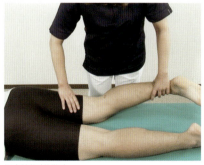

測定肢位（段階4）

- ➡ 最大抵抗に負けずに最終到達位置を保てる場合は**段階5**、最大抵抗にはやや負けるが、強力なあるいは中等度の抵抗に対して位置を保てる場合は**段階4**と判断する。
- ➡ 抗重力位は保てても抵抗をかけると負けてしまう場合は**段階3**と判断する。

内側膝屈筋(半腱様筋・半膜様筋)のテスト

段階3のチェック

- [ ] 下腿を内旋させ、足趾の先を内側に向ける
- [ ] 対象者に下腿の向きを保ったまま膝関節を屈曲するよう指示する

段階5、4のテスト

- [ ] 抵抗を加える際は足首のすぐ上に手を置く
- [ ] 抵抗を加える際は膝を軽度屈曲位(約45°)とする
- [ ] 抵抗に負けずに下腿内旋位での膝屈曲を保つよう指示する
- [ ] 抵抗は下方かつ外側へ向けて膝を伸ばすように加える

外側膝屈筋(大腿二頭筋)のテスト

段階3のチェック

- [ ] 下腿を外旋させ、足趾の先を外側に向ける
- [ ] 対象者に下腿の向きを保ったまま膝関節を屈曲するよう指示する

段階5、4のテスト

- [ ] 抵抗を加える際は足首のすぐ上に手を置く
- [ ] 抵抗を加える際は膝を軽度屈曲位(約45°)とする
- [ ] 抵抗に負けずに下腿外旋位での膝屈曲を保つよう指示する
- [ ] 抵抗は下方かつ内側へ向けて膝を伸ばすように加える

> ➡ 徒手抵抗なしで全可動域の運動が可能な場合は**段階3**の筋力があると判断し、**段階5と4**のテストを行う。
> ➡ 内側膝屈筋と外側膝屈筋の筋力の非対称性があるかを判断する。

段階2のテスト　～重力最小位へ姿勢を変える～

- [ ] 検者は対象者の膝の後方に立つ
- [ ] 一方の手でテストする側の大腿の重量を下から支え、膝は伸展位としたまま反対の手と前腕で下腿を支え持つ
- [ ] 非テスト側の下肢は屈曲して安定性を保つ
- [ ] テストする側の膝を曲げるよう指示する
- [ ] 股関節は内外旋中間位を保つ

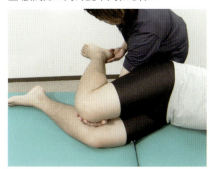

測定肢位（段階2）

➡ 重力最小位で全可動域の運動が可能な場合は**段階2**と判断する。
➡ 関節運動が起こらない場合は、**段階1、0**のテストを行う。

段階1、0のテスト　～姿勢を腹臥位とする～

- [ ] 検者はテストする下肢の横に立つ
- [ ] 対象者には足指が検査台の端からはみ出す位置で腹臥位をとらせる
- [ ] 検査開始時、検者はテスト側の膝を軽度屈曲位に支え持つ
- [ ] 反対の手は大腿遠位部で膝屈曲筋群の収縮を触知する
- [ ] テストする側の膝を曲げるよう指示する

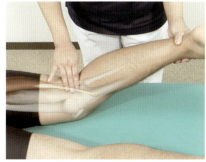

測定肢位（段階1）

➡ 膝屈曲筋群の腱が浮き上がって見える、もしくは筋の収縮が触知できた場合**段階1**と判断する。
➡ 収縮が見られない場合は**段階0**と判断する。

ポイント

筋力3～2の場合で腓腹筋の筋力減弱がある場合は、膝関節を10°屈曲位にしてテストを始める。これは腓腹筋が膝屈曲を助けるためである。

もし股関節が膝関節の屈曲可動域最後に屈曲してくるようなら、大腿直筋が緊張していないかを確認しておく。この緊張があると、膝の運動範囲が制限されるためである。

代償動作

- 段階3〜5のテストでは、股関節を屈曲することにより膝屈曲を起こそうとする場合がある。この場合、股関節屈曲に伴ってテスト側の殿部が持ち上がり、対象者が背臥位方向に身体を軽くねじるように見える
- 縫工筋による代償がある場合は、股関節の屈曲と外旋も生じる。逆に、薄筋による代償があると股関節内転が生じてくる
- 腓腹筋の腱性固定効果を利用することを防ぐため、足関節は強い背屈をさせないよう注意する

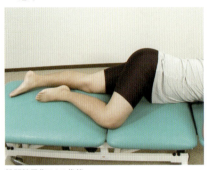
股関節屈曲による代償

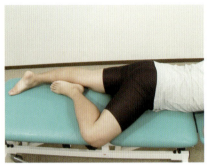
縫工筋による代償

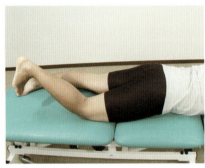
腓腹筋による代償

豆知識

被験者に腹臥位をとらせて膝関節を屈曲させた際に、同側の骨盤が持ち上がる現象（尻上がり現象）がみられる場合、大腿直筋の短縮があることを意味する。これは**エリーテスト (Ely test)** とも呼ばれる。

ハムストリングスの短縮や拘縮（タイトハム）はSLR testや指床間距離の制限因子となる。

走行動作中、急にストップせざるをえない状況下では、膝関節伸展位のまま股関節屈曲位が強要される場合があるため、半腱様筋・半膜様筋の肉離れが生じやすい。

関連問題

- **問79** 腹臥位で膝関節の屈曲を指示したところ、膝関節はわずかに屈曲し、同時に股関節は軽度内転した。代償運動を行っている筋はどれか。（第47回理学療法士午後問24）

1. 腸腰筋
2. 薄筋
3. 縫工筋
4. 大腿四頭筋
5. 腓腹筋

膝関節 伸展
Knee Joint Extension

主動作筋：大腿直筋、中間広筋、外側広筋、内側広筋

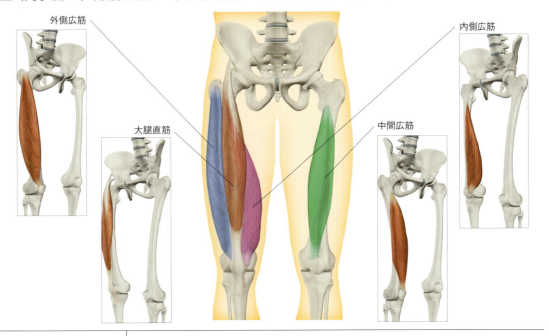

- □ 大腿直筋　Rectus Femoris
- □ 中間広筋　Vastus Intermedius
- □ 外側広筋　Vastus Lateralis
- □ 内側広筋　Vastus Medialis

筋名	起始		停止	神経支配
大腿直筋	腸骨（AIIS）、寛骨臼上縁		脛骨粗面	大腿神経（L2〜4）
中間広筋	大腿骨	前面、外側面		
外側広筋		大転子、外側面		
内側広筋		内側面		

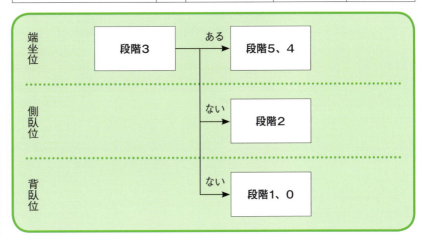

> **ポイント**
> 大腿下端の下に検者の手やタオルなどを差し入れ、大腿を水平位に保つ。

段階3のチェック

- [ ] 検者はテストする側の下肢の側に立つ
- [ ] 体幹を安定させるため、検査台上に両手を置いて支える
- [ ] 膝屈筋群の緊張をゆるめるため、体幹は後方に傾けさせる
- [ ] 膝関節を伸ばして下腿を持ち上げ、保持するよう指示する
- [ ] 股関節は内外旋中間位、屈曲位を保つ

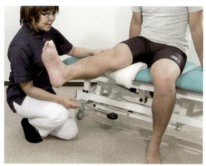

測定肢位（段階3）

➡ 徒手抵抗なしで全可動域の運動が可能な場合は**段階3**の筋力があると判断し、続けて**段階5**と**4**のテストを行う。
➡ **段階3**の筋力がない場合には**段階2**のテストを行う。

> **ポイント**
> 関節のロックを防ぐため、膝関節は過伸展させないよう注意する。

段階5、4のテスト　～抵抗を加える～

- [ ] 抵抗を加える手は下腿の下端で足首直上の前面にあてがう
- [ ] 持ち上げた下腿を押し下げるように抵抗をかけることを説明する
- [ ] 抵抗に負けずに挙上位を保つよう指示する
- [ ] 抵抗はまっすぐ下方に向かって加える
- [ ] 股関節は内外旋中間位、屈曲位を保つ

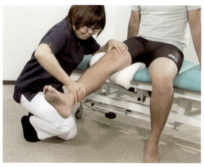 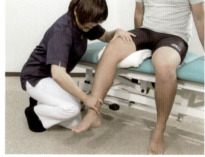

測定肢位（段階5）　　　　測定肢位（段階4）

➡ 最大抵抗に負けずに最終到達位置を保てる場合は**段階5**、最大抵抗にはやや負けるが、強力なあるいは中等度の抵抗に対して位置を保てる場合は**段階4**と判断する。
➡ 抗重力位は保てても抵抗をかけると負けてしまう場合は**段階3**と判断する。

段階2のテスト　～重力最小位へ姿勢を変える～

- [ ] 検者は対象者の後ろに立つ
- [ ] 大腿直筋（二関節筋）の影響を除くため、股関節は完全伸展位とする
- [ ] 片手でテスト側の下肢を下から支え持ち、反対の手は骨盤を固定する
- [ ] 支える手は、抵抗を与えることも運動を助けることもしない
- [ ] テスト側の膝を伸展するよう指示する
- [ ] 股関節は内外旋中間位を保つ

> **ポイント**
>
> 非検査側は膝を軽く屈曲し体幹を安定させる。

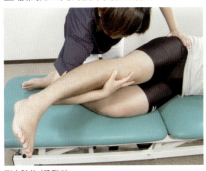

測定肢位（段階2）

⮕ 重力最小位で全可動域の運動が可能な場合は**段階2**と判断する。
⮕ 関節運動が出現しない場合、**段階2**の筋力がないと判断し、**段階1、0**のテストを行う。

段階1、0のテスト　～姿勢を背臥位とする～

- [ ] 検者はテストする側の下肢の側に立つ
- [ ] 膝関節の直上の大腿四頭筋腱を軽くつまむようにして収縮を触知する
  （もしくは膝関節のすぐ下で膝蓋腱を触知してもよい）
- [ ] 膝の後ろを検査台に押し付けるように力を入れるよう指示する

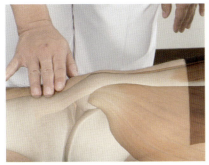

測定肢位（段階1）

⮕ 収縮活動を触知できるものの、関節運動が起こらない場合は**段階1**、筋収縮がみられない場合は**段階0**と判断する。

> **用語**
>
> 他動的には膝関節の完全伸展が可能だが、自動的には不可能な場合、その不足した角度だけEXTENSION LAG（伸展不全）があると表現する。

豆知識

加齢による筋量や筋力の低下は、上肢より下肢筋で著しい。特に大腿四頭筋では筋萎縮や筋力低下の程度が大きいことが知られており、高齢者の膝関節伸展筋力は若年者の35〜50％、大腿四頭筋の断面積は25〜33％低下することが報告されている。

他動的には膝関節の完全伸展が可能だが、自動的には不可能な場合、そのできない角度だけエクステンション・ラグ（自動伸展不全）があると表現する。膝関節の最終伸展域10〜15°に作用するとされる内側広筋の筋力低下がその原因とする説が一般的であったが、現在その他の報告も多数みられており、結論には至っていない。

大腿四頭筋に麻痺があり伸展筋力が十分でない場合、歩行時、立脚相の前半では重心線が膝関節の後方を通るため、膝が屈曲してしまう（膝折れ）。このため患者は体幹を前屈して重心を前方へ移したり、大腿前面に手をついて膝折れしないよう支えながら歩いたりすることがある。

代償動作

□ 段階2のテストで側臥位をとっている時、股関節を内旋位にすることで、重力を利用し、膝を伸展位に落とすようにして代償する場合があるため、注意して観察する

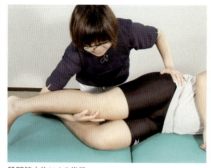

股関節内旋による代償

関連問題

□ **問80** Danielsらの徒手筋力テストにおける開始肢位を図に示す。段階3の検査の対象として適切でないのはどれか。（第50回理学療法士午後問2）

1. 腸腰筋
2. 縫工筋
3. 前脛骨筋
4. 大腿四頭筋
5. 股関節内旋筋群

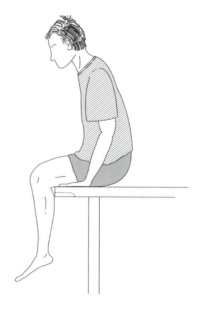

第9章
足関節・足部

足関節 底屈
Ankle Joint Plantarflexion

主動作筋：腓腹筋、ヒラメ筋

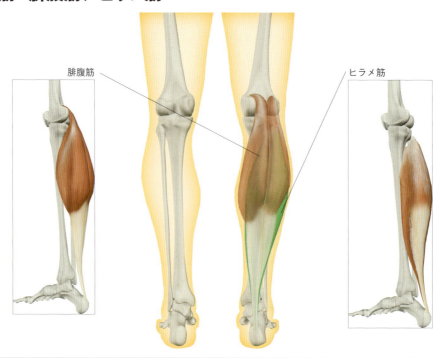

- ☐ 腓腹筋
  Gastrocnemius

- ☐ ヒラメ筋
  Soleus

筋名	起始	停止	神経支配
腓腹筋	内側頭：大腿骨の膝窩部、大腿骨内側上顆、膝関節包 外側頭：大腿骨外側上顆、膝関節包	踵骨隆起	脛骨神経（S1, 2）
ヒラメ筋	腓骨頭、脛骨内側縁		

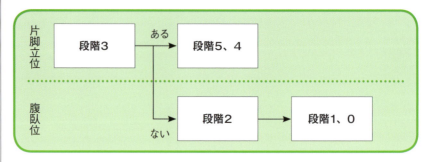

段階3のチェック

- [ ] 対象者を検査台の側方に立たせ、テストする側の足で立つよう指示する
- [ ] 必要に応じ、1〜2本の指を検査台に置き、支えにしてよいことを告げる
- [ ] 検者は対象者の側方、踵の挙上位が確認できる位置に立つ、もしくは座る
- [ ] テストする側の脚の踵をできるだけ高く上げるよう指示する

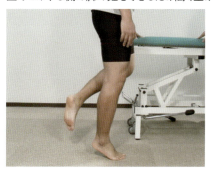

測定肢位（段階3）

> ● 全可動域にわたって踵の挙上が可能な場合は**段階3**の筋力があると判断し、続けて**段階5と4**のテストを行う。
> ● **段階3**の筋力がない場合には**段階2**のテストを行う。**段階2**以下では床から踵を挙上することが難しいため、非荷重の肢位でのテストとなる。

ポイント

何らかの理由で立位ではない肢位でテストを行い、どのような抵抗に打ち勝つことができたとしても、この場合は段階3以上としてはならない。

段階5、4のテスト 〜踵の挙上回数を数える〜

- [ ] 検者は対象者に、同様に踵の挙上を繰り返すよう指示する
- [ ] 踵の挙上回数を数えると共に、全可動域の運動が可能か観察する
- [ ] 上げ下げの速度は2秒に1回の繰り返しとする
- [ ] 上記の速度での運動が、全可動域の半分に達しなくなれば終了とみなす
- [ ] 25回以上の完全な挙上ができた場合、テストの終了を告げる

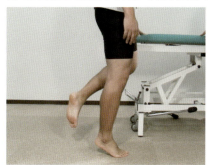

測定肢位（段階5,4）

> ● 休まず、疲労なく全可動域の挙上が25回可能な場合は**段階5**、その回数が2回〜24回の場合は**段階4**と判断する。

段階2のテスト 〜重力最小位へ姿勢を変える〜

- ☐ 検者は検査台の端でテスト側の脚の前に立つ
- ☐ 片手をテスト側の足の下に入れ、足首の直上を固定する
- ☐ 抵抗を加える手を対象者の足底面にあてがう
- ☐ 足底面から足関節を背屈させる方向に抵抗を加えることを説明する
- ☐ 検者は抵抗を加えながら、つま先立ちをする方向にテスト側の足の力を入れるよう対象者に指示する

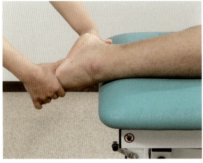
測定肢位（段階2）

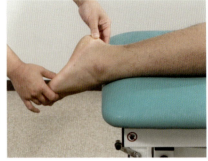
測定肢位（段階2−）

➡ 重力最小位で徒手抵抗に対して全可動域の運動が可能な場合は**段階2**と判断する。
➡ 重力最小位で可動域の一部のみ運動が可能な場合は**段階2−**と判断する。
➡ 関節運動が生じない場合、筋収縮の触知を行う。

ポイント（左段1）
腓腹筋の収縮は、ふくらはぎの中ほどでも触知できる。ヒラメ筋はふくらはぎ遠位の後外側面で行うとよい。これらの筋は輪郭が明瞭なため、テスト中に目視で収縮の有無を確認しやすい。

ポイント（左段2）
段階2以下のテストにおいて対象者が腹臥位をとれない場合、背臥位で実施することも可能である。この場合も、対象者の筋力を段階3以上と判断するべきではない。

段階1、0のテスト

- ☐ 検者は検査台の端でテスト側の脚の前に立つ
- ☐ 踵骨の直上でアキレス腱を軽くつまむようにし、筋活動を触知する
- ☐ つま先立ちをする方向にテスト側の足の力を入れるよう対象者に指示する

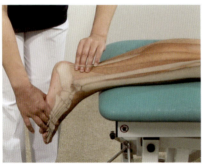
測定肢位（段階2）

➡ 筋収縮を触知または目で確認できるものの、関節運動が起こらない場合は**段階1**、筋収縮が触知できない場合は**段階0**と判断する。

注意点
立位でのテストで安定したつま先立ち肢位を保つには、後脛骨筋と長・短腓骨筋の筋力が段階4以上である必要がある。

> **メ　モ**

Danielsらの徒手筋力検査法（原著第8版）までは、段階の判断基準は下記に示すものであった。
- 「段階5」：25回以上の踵挙上ができる
- 「段階4」：10回〜24回の踵挙上ができる
- 「段階3」：1〜9回の踵挙上ができる
- 「段階2+」：わずかに床から踵を離すことができる、もしくは腹臥位にて最大限に底屈を行った後、最大抵抗に打ち勝てる
- 「段階2」：腹臥位にて、抵抗がなければ完全な底屈が可能
- 「段階2−」：腹臥位にて、全可動域の一部のみ底屈が可能
- 「段階1、0」：第9版と同様

> **代償動作**

段階2以下のテストにおいて観察される代償動作
- □ 主動作筋の弱化がある場合、足趾の屈筋群による代償が生じる場合があり、この時は足趾と前足部の底屈が観察される
- □ 長腓骨筋と短腓骨筋による代償がある場合、足の外がえしが生じる。逆に、後脛骨筋による代償がある場合は足の内がえしが生じる
- □ 後脛骨筋、長腓骨筋、短腓骨筋の3筋による代償がある場合、前足部の底屈がみられる

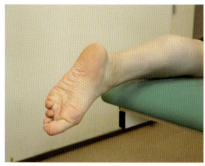
足趾の屈筋群による代償

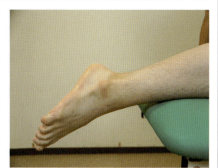
長短腓骨筋による代償

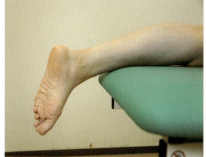
後脛骨筋による代償

豆知識

アキレス腱の断裂が生じた場合、断裂部の皮下にへこみを触れ、圧痛がみられる。腹臥位にて膝屈曲90°とし、ふくらはぎを強くつまむと、正常では足関節が底屈する（Thompson test）が、アキレス腱断裂ではこの底屈が観察されない。

主動筋（腓腹筋＋ヒラメ筋）が麻痺のため収縮できない場合、これ以外の筋群が足関節底屈活動を代償しようとしても、足関節の底屈運動はほとんど見られないとされる。

関連問題

☐ **問81** Danielsらの徒手筋力テスト（足関節底屈の検査）を図に示す。正しいのはどれか。
（第51回理学療法士午前問3）

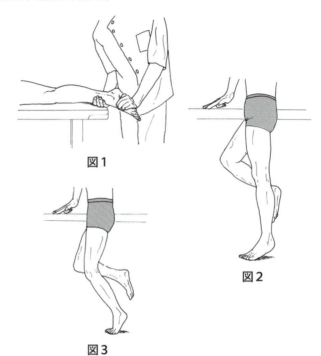

図1

図2

図3

1. 図1で完全な底屈運動ができるが抵抗に耐えられなければ段階2−である
2. 図1で完全な底屈運動ができて最大抵抗に負けずに保てれば段階2である
3. 図2で疲れなしに完全な底屈運動が1回行えれば段階3である
4. 図2で完全な底屈運動が20回行えれば段階5である
5. 図3は腓腹筋単独のテスト肢位である

足関節｜背屈ならびに内がえし
Ankle Joint Dorsiflexion with Inversion

主動作筋：前脛骨筋

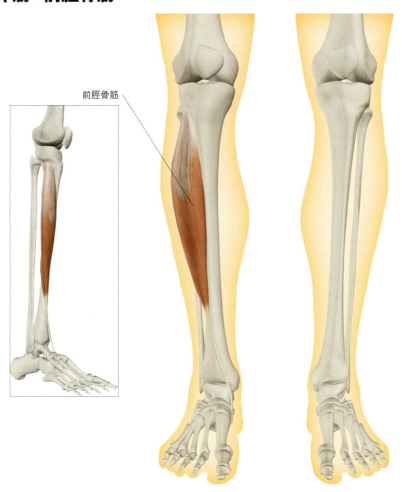

前脛骨筋

□ 前脛骨筋
Tibialis Anterior

筋名	起始	停止	神経支配
前脛骨筋	脛骨外側顆・外側面、下腿骨間膜	内側楔状骨、第1中足骨底	深腓骨神経（L4〜S1）

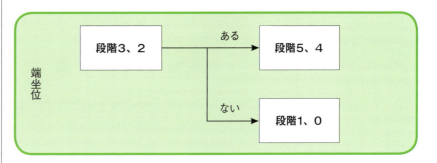

段階3、2のチェック

- □ 座位の取れない対象者の場合は背臥位（膝屈曲位）でもよい
- □ 検者は対象者の前に置いた椅子に座り、対象者の踵を支える
- □ 対象者に足指の力を抜いたままにするよう指示する
- □ 足首を上方に反らすと同時に内方へ返し保持するよう指示する

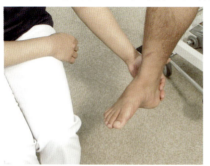

測定肢位（段階3）

> ➡ 徒手抵抗なしで全可動域の運動が可能な場合は**段階3**の筋力があると判断し、続けて**段階5**と**4**のテストを行う。
> ➡ 徒手抵抗なしでも全可動域の運動が不可能で、可動域の一部のみ動かせる場合は**段階2**と判断する。

ポイント

膝が伸展位となり腓腹筋に緊張がある場合、完全な背屈位範囲まで動作を行うことができないため、膝関節が屈曲し腓腹筋が緩んでいることを確認する。

段階5、4のテスト ～抵抗を加える～

- □ くるぶしの直上で下腿を固定し、抵抗を加える手を足背外側にあてがう
- □ 対象者に足指の力を抜いたままにするよう指示する
- □ 持ち上げた足部を押し下げるように抵抗をかけることを説明する
- □ 抵抗に負けずに挙上位を保つよう指示する
- □ 足首を上方に反らすと同時に内方へ返し保持するよう指示する
- □ 抵抗は足部を外下方押し下げる方向に向かって加える

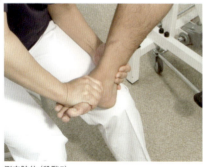 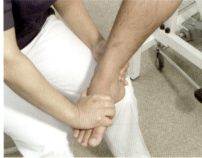

測定肢位（段階5）　　　　　　　測定肢位（段階4）

> ➡ 最大抵抗に負けずに最終到達位置を保てる場合は**段階5**、最大抵抗にはやや負けるが、強力なあるいは中等度の抵抗に対して位置を保てる場合は**段階4**と判断する。
> ➡ 抗重力位は保てても抵抗をかけると負けてしまう場合は**段階3**と判断する。
> ➡ **段階3**のテストで関節運動が生じない場合、**段階2**の筋力にもないと判断し、主動作筋の触知を行う。

ポイント

背臥位での検査では重力が加わらないため、それを補うために軽い抵抗を加えつつテストする必要がある。ただしこの場合、段階3以上に評価はしないこと。

段階1、0のテスト　〜筋活動の触知〜

□ 検者は対象者の前に置いた椅子に座り、患者の踵を大腿の上にのせる
□ 対象者に足指の力を抜いたままにするよう指示する
□ 足首を上方に反らすと同時に内方へ返し保持するよう指示する
□ 足関節の前内側部で前脛骨筋の腱を触知する

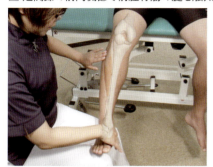

測定肢位（段階1）

➡ 筋収縮を触知できるものの、関節運動が起こらない場合は**段階1**、筋収縮が触知できない場合は**段階0**と判断する。

代償動作

□ 主動作筋の弱化がある場合、長趾伸筋・長母趾伸筋による代償が生じやすく、この場合は足指の伸展が観察される
□ 検査時は足指の力は抜いたままにさせ、足指の運動がテスト動作には含まれないように指示することが必要である

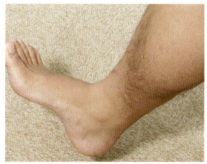

長趾伸筋・長母趾伸筋による代償

豆知識

筋膜や筋、骨膜等で囲まれた区画内圧が種々の原因で上昇し、区画内の血行障害や神経障害をきたすことで区画内の痛みや機能不全を引き起こす症状を**コンパートメント症候群**と呼ぶ。

下腿では区画が4つに分かれており、中でも前方コンパートメント障害は起こる頻度が高いとされる。下腿前面に疼痛・腫脹があり、深腓骨神経領域の知覚障害、前脛骨筋と趾伸筋の筋力低下を来す。また足関節の底屈時に運動時痛が生じる。

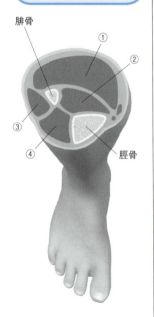

① 下腿三頭筋群のコンパートメント
② 後脛骨筋を含むコンパートメント
③ 腓骨筋群を含むコンパートメント
④ 前脛骨筋を含むコンパートメント

関連問題

☐ **問82** 脛骨神経支配でないのはどれか。（第48回共通午前問57）

1. 膝窩筋
2. 足底筋
3. 腓腹筋
4. 前脛骨筋
5. ヒラメ筋

☐ **問83** 足部の運動で正しいのはどれか。（第48回共通午前問72）

1. 外がえしには長母指伸筋が関与する
2. 後脛骨筋は立位で横アーチの維持に働く
3. 距腿関節では足関節背屈位で内外転が可能である
4. 内がえしの運動は第2趾の長軸を中心として生じる
5. 踵腓靱帯は距骨下関節における外がえしを制限する

☐ **問84** 立方骨に接していないのはどれか。（第49回共通午前問52）

1. 踵骨
2. 舟状骨
3. 第1楔状骨
4. 第4中足骨
5. 第5中足骨

☐ **問85** 足関節の背屈を起こす筋はどれか。2つ選べ。（第49回共通午前問54）

1. 前脛骨筋
2. 長腓骨筋
3. 後脛骨筋
4. 長趾屈筋
5. 第三腓骨筋

足部｜内がえし
Foot Inversion

主動作筋：後脛骨筋

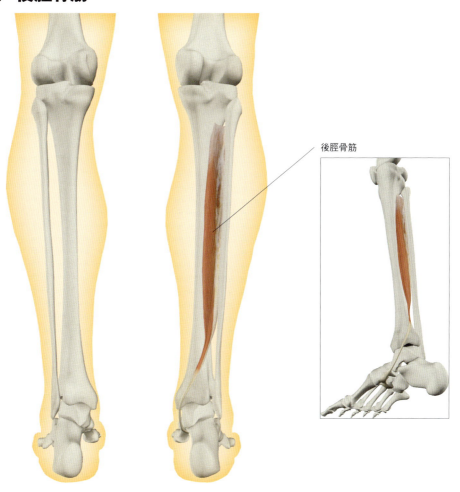

後脛骨筋

☐ 後脛骨筋
Tibialis Posterior

筋名	起始	停止	神経支配
後脛骨筋	脛骨、腓骨、下腿骨間膜	第2〜4中足骨底、舟状骨、第3楔状骨、立方骨	脛骨神経（L5, S1）

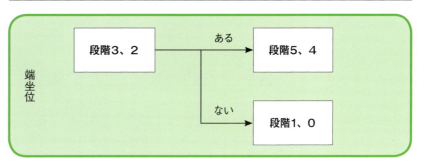

段階3、2のチェック

- [ ] 検者は対象者の前に置いた椅子に座り、対象者の踵を大腿の上にのせる
- [ ] 足関節は軽度底屈位とする
- [ ] 対象者に足指の力を抜いたままにするよう指示する
- [ ] 足首を内方へ返し保持するよう指示する

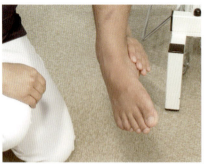

測定肢位（段階3）

> **ポイント**
>
> 正しい運動方向が理解しにくい場合、検者が他動的に動かして運動方法の理解を得るとよい。

➡ 徒手抵抗なしで全可動域の運動が可能な場合は**段階3**の筋力があると判断し、続けて**段階5**と**4**のテストを行う。
➡ **段階3**の筋力がない場合には**段階2**のテストを行う。

段階5、4のテスト　〜抵抗を加える〜

- [ ] くるぶしの直上で下腿を固定し、抵抗を加える手を中足骨の高さで足背内側にあてがう
- [ ] 対象者に足指の力を抜いたままにするよう指示する
- [ ] 内がえしした足部を外へ押し下げるように抵抗をかけることを説明する
- [ ] 抵抗に負けずに挙上位を保つよう指示する
- [ ] 足首を内方へ返し保持するよう指示する
- [ ] 抵抗は足部を軽度背屈、外がえしの方向に向かって加える

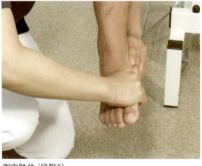 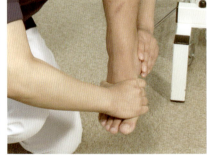

測定肢位（段階5）　　　　　　　　　測定肢位（段階4）

➡ 最大抵抗に負けずに最終到達位置を保てる場合は**段階5**、最大抵抗にはやや負けるが、強力なあるいは中等度の抵抗に対して位置を保てる場合は**段階4**と判断する。
➡ 抗重力位は保てても抵抗をかけると負けてしまう場合は**段階3**と判断する。
➡ **段階3**のテストで関節運動が生じない場合、**段階2**の筋力にもないと判断し、主動作筋の触知を行う。

段階1、0のテスト ～筋活動の触知～

□ 検者は対象者の前に置いた椅子に座り、対象者の踵を大腿の上にのせる
□ 対象者に足指の力を抜いたままにするよう指示する
□ 足首を内方へ返し保持するよう指示する
□ 内果と舟状骨の間で後脛骨筋の腱を触知する
□ もしくは内果の上方で後脛骨筋の腱を触知する

ポイント

座位の取れない対象者の場合は背臥位でもよい。

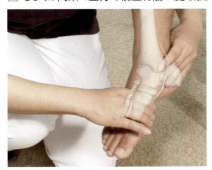

測定肢位（段階1）

➡ 筋収縮を触知できる、または腱が浮き上がるのを観察できるものの、関節運動が起こらない場合は**段階1**、筋収縮が触知できない場合は**段階0**と判断する。

代償動作

□ 主動作筋の弱化がある場合、長趾屈筋・長母趾屈筋による代償が生じやすく、この場合は足指の伸展が観察される
□ 検査時は足指の力は抜いたままにさせ、足指の運動がテスト動作には含まれないように指示することが必要である

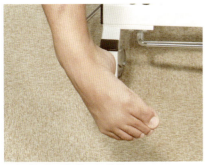

長趾屈筋・長母趾屈筋による代償

関連問題

□ **問86** 足根管を通るのはどれか。2つ選べ。(第43回共通午後問7)

1. 前脛骨筋
2. 後脛骨筋
3. 長腓骨筋
4. 長指屈筋
5. 長指伸筋

□ **問87** 足部縦アーチの保持に関与する筋・靱帯で正しいのはどれか。(第51回共通午前問72)

1. 虫様筋
2. 後脛骨筋
3. 前距腓靱帯
4. 短母指伸筋
5. 浅横中足靱帯

□ **問88** 足部アーチについて正しいのはどれか。(第52回共通午前問73)

1. 外側縦アーチの要石は外側楔状骨である
2. 外側縦アーチは内側縦アーチよりも長い
3. 内側縦アーチは外がえしで高くなる
4. 内側縦アーチは中足指節関節の伸展時に高くなる
5. 足根骨部の横アーチで高い位置にあるのは立方骨である

□ **問89** 足部の内がえしに作用する筋はどれか。2つ選べ。(第52回共通午後問73)

1. 後脛骨筋
2. 前脛骨筋
3. 第3腓骨筋
4. 短腓骨筋
5. 長指伸筋

足部｜底屈を伴う外がえし
Foot Eversion with Plantar Flexion

主動作筋：長腓骨筋、短腓骨筋

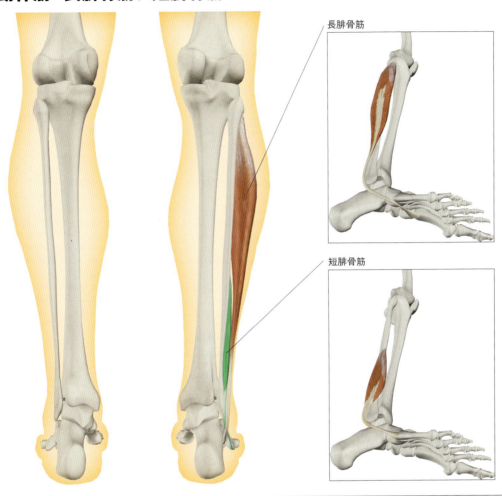

- □ 長腓骨筋
  Peroneus Longus
- □ 短腓骨筋
  Peroneus Brevis

筋名	起始	停止	神経支配
長腓骨筋	脛骨外側顆、腓骨（腓骨頭、外側面）	内側楔状骨、第1中足骨底	浅腓骨神経（L4～S1）
短腓骨筋	腓骨外側面	第5中足骨面	

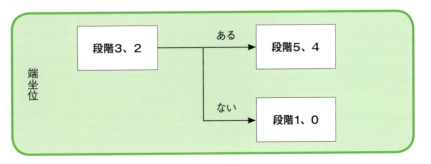

第9章 足関節・足部

> **ポイント**
> 座位の取れない対象者の場合は背臥位でもよい。

> **ポイント**
> 長短腓骨筋は両者とも同じ神経により支配されているため、活動する場合は短腓骨筋だけを分離区別することは不可能。
> 長腓骨筋と短腓骨筋の筋力に差がある場合、どちらが強いかは足の外がえしに対する抵抗力と第1中足骨骨頭に対する抵抗力の相対的な力の程度で推測することができる。すなわち、第1中足骨骨頭により強い抵抗が見られる場合は長腓骨筋の方が強いと判断できる。

段階3、2のチェック

☐ 検者は対象者の前に置いた椅子に座り、対象者の踵を大腿の上にのせる
☐ 対象者に足指の力を抜いたままにするよう指示する
☐ 足首を下方に向けると同時に外方へ返し保持するよう指示する

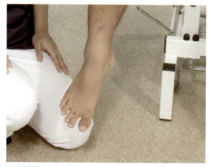

測定肢位（段階3）

➡ 徒手抵抗なしで全可動域の運動が可能な場合は**段階3**の筋力があると判断し、続けて**段階5**と**4**のテストを行う。
➡ 徒手抵抗なしでも全可動域の運動が不可能で、可動域の一部のみ動かせる場合は**段階2**と判断する。

段階5、4のテスト 〜抵抗を加える〜

☐ くるぶしの直上で下腿を固定し、抵抗を加える手を足背外側にあてがう
☐ 対象者に足指の力を抜いたままにするよう指示する
☐ 足部を押し上げるように抵抗をかけることを説明する
☐ 足首を下方に向けると同時に外方へ返し保持するよう指示する
☐ 抵抗は足部を押し上げ、内反しする方向に向かって加える
☐ 抵抗に負けずに最終肢位を保つよう指示する

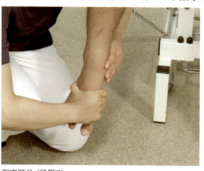

測定肢位（段階5）

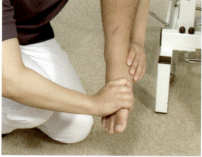

測定肢位（段階4）

➡ 最大抵抗に負けずに最終到達位置を保てる場合は**段階5**、最大抵抗にはやや負けるが、強力なあるいは中等度の抵抗に対して位置を保てる場合は**段階4**と判断する。
➡ 抗重力位は保てても抵抗をかけると負けてしまう場合は**段階3**と判断する。
➡ **段階3**のテストで関節運動が生じない場合、**段階2**の筋力にもないと判断し、主動作筋の触知を行う。

段階1、0のテスト　〜筋活動の触知〜

- □ 検者は対象者の前に置いた椅子に座り、対象者の踵を大腿の上にのせる
- □ 対象者に足指の力を抜いたままにするよう指示する
- □ 足首を下方に向けると同時に外方へ返し保持するよう指示する
- □ 腓骨頭の直下で下腿外側上1/3の部分で長腓骨筋を、もしくは外果後方で長腓骨筋の腱を触知する
- □ 腓骨外側面で短腓骨筋を、もしくは外果の後ろから第5中足骨底の近位部にかけて短腓骨筋の腱を触知する

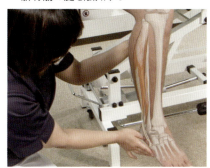

測定肢位（段階1）

> ➡ 筋収縮を触知できるものの、関節運動が起こらない場合は**段階1**、筋収縮が触知できない場合は**段階0**と判断する。

代償動作

- □ 長趾伸筋・長母趾伸筋による代償が生じた場合、足関節の背屈が観察される
- □ 第三腓骨筋が存在する場合は背屈を伴う外がえしを行わせることで筋力を評価することができる（長趾伸筋も関与）

関連問題

- □ **問90**　浅腓骨神経が支配する筋はどれか。（第38回理学療法士問16）

1. 腓腹筋
2. 長腓骨筋
3. 前脛骨筋
4. 足の長母指伸筋
5. 足の長指伸筋

豆知識

第三腓骨筋は長趾伸筋の一部が枝分かれしたもの。日本人の約5％で欠損するとされている。

□ **問91** 正しいのはどれか。（第40回共通午後問41）

1. 距腿関節は背屈位で内外転が容易になる
2. 外返しは回内・外転・背屈の複合運動である
3. 横足根関節は距舟関節と距骨下関節からなる
4. 外側縦足弓は踵骨・舟状骨・第5中足骨からなる
5. 長腓骨筋は足関節の背屈筋として作用する

□ **問92** 足の縦アーチの保持に関係しないのはどれか。（第41回共通午後問42）

1. 長母指屈筋
2. 母指内転筋
3. 前脛骨筋
4. 長腓骨筋
5. 後脛骨筋

□ **問93** 足根管を通るのはどれか。2つ選べ。（第43回共通午後問7）

1. 前脛骨筋
2. 後脛骨筋
3. 長腓骨筋
4. 長指屈筋
5. 長指伸筋

□ **問94** Chopart関節を構成しないのはどれか。（第44回共通午後問6）

1. 踵骨
2. 距骨
3. 舟状骨
4. 立方骨
5. 内側楔状骨

第10章
体幹・骨盤

体幹｜屈曲
Trunk Flexion

主動作筋：腹直筋、内腹斜筋、外腹斜筋

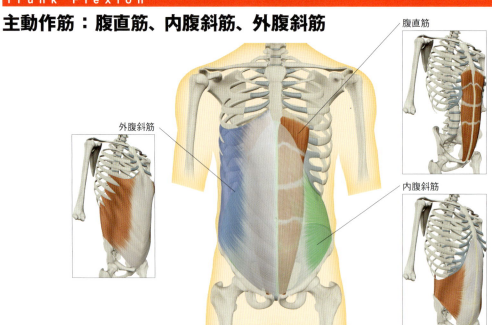

- ☐ 腹直筋
  Rectus Abdominis

- ☐ 内腹斜筋
  Internal Abdominal Oblique

- ☐ 外腹斜筋
  External Abdominal Oblique

筋名	起始	停止	神経支配
腹直筋	恥骨	第5〜7肋軟骨、剣状突起	肋間神経（T5〜T12）
内腹斜筋	腸骨稜、鼠径靭帯	第10〜12肋骨、腹直筋鞘と白線	肋間神経（T5〜T12） 腸骨下腹神経（T12〜L1） 腸骨鼠径神経（L1〜L2）
外腹斜筋	第5〜12肋骨	腹直筋鞘と白線、腸骨稜	肋間神経（T5〜T12）

ポイント
段階5から3のテストはすべて背臥位で行うが、上肢のポジションが異なる。

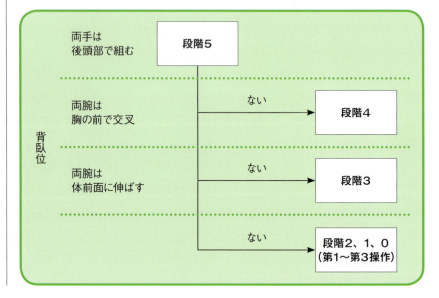

段階5のチェック

- [ ] 検者は対象者の胸の高さで検査台の横に立つ
- [ ] テスト中の対象者の肩甲骨の位置を確認できるようにしておく
- [ ] 対象者に両手を頭の後ろで組むよう指示する
- [ ] あごを引きすぎず、上体を検査台から離れるまで持ち上げるよう指示する
- [ ] テスト中、必要であれば下肢が浮かないよう固定する

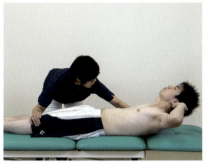

測定肢位（段階5）

- ➡ 肩甲骨の下角が検査台から離れるまで完全に上体を持ち上げることができれば**段階5**と判断する。
- ➡ **段階5**の筋力がない場合には**段階4**のテストを行う。

ポイント
対象者の股関節屈筋に弱化がある場合、骨盤を徒手的に固定する。

段階4のテスト

- [ ] テスト中の対象者の肩甲骨の位置を確認できるようにしておく
- [ ] 対象者に両上肢を胸の前で交叉して組むよう指示する
- [ ] あごを引きすぎず、上体を検査台から離れるまで持ち上げるよう指示する
- [ ] テスト中、必要であれば下肢が浮かないよう固定する

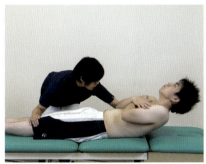

測定肢位（段階4）

- ➡ 肩甲骨の下角が検査台から離れるまで完全に上体を持ち上げることができれば**段階4**と判断する。
- ➡ **段階4**の筋力がない場合には**段階3**のテストを行う。

ポイント
テストの際は臍の動く方向を観察し、筋収縮の強弱に偏りがないかどうかを確認しておく。

ポイント

膝を屈曲位とするのは、腹筋が弱い場合に生じる腰椎前弯を防ぐためである。

段階3のテスト

□ テスト中の対象者の肩甲骨の位置を確認できるようにしておく
□ 対象者に体前面の上で両上肢を伸ばすよう指示する
□ 腕を伸ばしたまま上体を検査台から離れるまで持ち上げるよう指示する
□ テスト中、必要であれば下肢が浮かないよう固定する

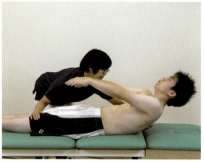

測定肢位（段階3）

- 肩甲骨の下角が検査台から離れるまで完全に上体を持ち上げることができれば**段階3**と判断する。
- **段階3**の筋力がない場合には**段階2、1、0**を判断するテストを行うが、結果は不明確であいまいになることがある。

豆知識

腹直筋は中央の白線で左右に分かれ、この左右それぞれが腱画で3～4つに区切られている。皮下脂肪が少なく、形状が皮下にはっきり見える状態を一般に「シックスパック」、「エイトパック」などと呼ぶことがある。腹直筋がいくつに分かれるかは生まれつきの個性であり、また左右の筋腹のズレなども同様であるため、後天的に矯正できるものではない。

段階2、1、0のテスト

□ 対象者の上肢は体側に置き、膝は屈曲位とする
□ 対象者に検査台から頭を持ち上げるよう指示する（第1操作）

- 介助なしで頭が持ち上がれば**段階2**と判断する。
- この動作ができない場合には、次の操作を行う。

□ 検者は対象者の胸郭正中で白線の上に沿うように指を置き、腹直筋の収縮を触知する
□ 検者は片手で介助を加えながら、対象者に頭を持ち上げるよう指示する（第2操作）
□ 次に咳払いをするよう指示する（第3操作）

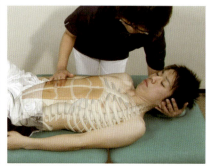

測定肢位（段階1）

- この操作での胸郭の凹みが目視で確認できれば**段階2**と判断する。
- この操作において、胸郭の運動は確認できないものの、腹筋群の収縮を触知できれば**段階1**と判断する。
- この操作において、腹筋群の収縮が触知できなければ**段階0**と判断する。

代償動作

□ 腰椎の伸筋に弱化がある場合、腹筋の収縮により骨盤の後傾が引き起こされる。この場合股関節屈筋の緊張により骨盤が固定されることが考えられるため、検者は対象者に股関節伸展位を取らせてテストを行う必要がある

関連問題

□ **問95** Danielsらの徒手筋力テストで、体幹屈曲の段階2以下では判定のために3段階の操作が示されている。検査肢位を図に示す。段階2が確定するのはどれか。2つ選べ。（第49回理学療法士午後問2）

1. 図1で頭を持ち上げるように教示したとき、頭は持ち上がったが肩甲骨が床から離れなかった
2. 図1で頭を持ち上げるように教示したとき、頭を持ち上げることができなかった
3. 図2で体幹前屈を教示したとき、胸郭に凹みが生じた
4. 図2で体幹前屈を教示したとき、胸郭は凹まなかったが腹直筋の収縮を触知できた
5. 図2で咳をするように教示し、咳はできなかったが腹直筋の収縮を触知できた

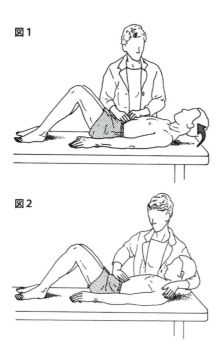

体幹 | 伸展
Trunk Extension

主動作筋：胸・腰腸肋筋、胸最長筋、胸棘筋

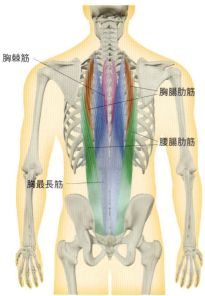
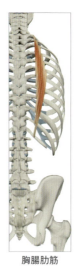
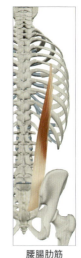
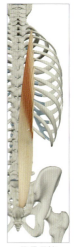
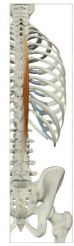

胸腸肋筋　　腰腸肋筋　　胸最長筋　　胸棘筋

- ☐ 胸腸肋筋
  iliocostalis thoracis
- ☐ 腰腸肋筋
  iliocostalis lumborum
- ☐ 胸最長筋
  longissimus thoracis
- ☐ 胸棘筋
  spinalis thoracic

その他
- ☐ 胸半棘筋
  semispinalis thoracis
- ☐ 多裂筋群
  multifidi
- ☐ 胸回旋筋と腰回旋筋
  rotatores thoracis and lumborum
- ☐ 胸棘間筋と腰棘間筋
  interspinales thoracis and lumborum
- ☐ 胸横突間筋と腰横突間筋
  intertransversarii thoracos and lumborum
- ☐ 腰方形筋
  quadratus lumborum
- ☐ 大殿筋
  gluteus maximus

筋名	起始	停止	神経支配
胸腸肋筋	第7～12肋骨	第6～1肋骨角 第7頸椎横突起	脊髄神経後枝（T1～12）
腰腸肋筋	脊柱起立筋腱 腸骨稜 仙骨	第6～12肋骨角	脊髄神経後枝（T1～L5）
胸最長筋	脊柱起立筋腱 第1～5腰椎横突起	第1～12胸椎横突起 第2～12肋骨	脊髄神経後枝（T1～L1）
胸棘筋	脊柱起立筋腱 第11胸椎～第2腰椎棘突起	第1～4胸椎棘突起	脊髄神経後枝（T1～12）

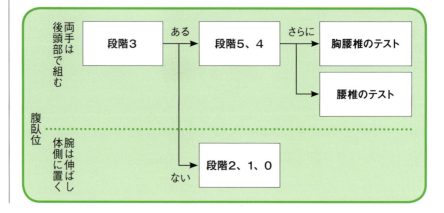

段階3のチェック

- □ 検者は対象者の側方に立つ
- □ 対象者の上肢は体側に置く
- □ 下肢が反らないよう、検者は対象者の足首を固定する
- □ 上体を検査台から離し、できるだけ高く持ち上げるよう指示する

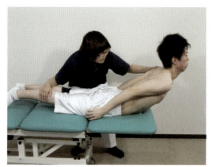

測定肢位（段階3）

> ➡ 抵抗がない状態で、臍が検査台から離れるまで完全に上体を持ち上げることができれば、胸腰椎の伸展筋力**段階3**と判断する。
> ➡ **段階3**の筋力がある場合には**段階4**のテストを行う。

ポイント

段階3から5のテストは腹臥位で行うが、上肢のポジションがそれぞれ異なる。

また、脊柱伸展の段階5と4のテストは腰椎と胸椎で異なる。したがって、テストは段階3から開始し、その後必要があれば腰椎と胸椎に分けて5と4のテストを実施するとよい。

段階5、4のテスト　〜胸椎〜

- □ 上半身を検査台からはみ出させた位置で腹臥位をとらせる
- □ 上体の力を抜くよう指示し、上体を検査台から垂らした姿勢をとらせる
- □ 下肢が反らないよう、検者は対象者の足首を固定する
- □ 腹臥位のまま、対象者の両手を頭の後ろで組ませる
- □ 胸椎を伸展させ、上体を水平位まで持ち上げるよう指示する
- □ 挙上位を保つよう指示する

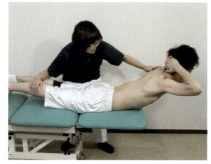 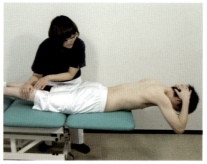

測定肢位（段階5）　　　　　測定肢位（段階4）

段階5、4のテスト　〜腰椎〜

☐ 頭と上半身も検査台の上にのせた腹臥位をとらせる
☐ 下肢が反らないよう、検者は対象者の足首を固定する
☐ 腹臥位のまま、対象者の両手を頭の後ろで組ませる
☐ 上体を検査台から離し、できるだけ高く持ち上げるよう指示する

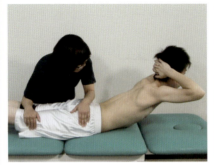
測定肢位（段階5）

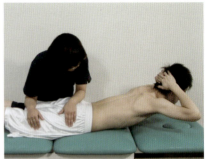
測定肢位（段階4）

➡ すばやく最終位まで持ち上げることができ、そこで保持が可能な場合は**段階5**と判断する。
➡ 最終位まで持ち上げることはできても、揺れやふるえが見られる場合は**段階4**と判断する。
➡ **段階3**の筋力がない場合には**段階2**のテストを行う。

段階2、1、0のテスト　〜胸腰椎〜

☐ 対象者の腕は体側に置く
☐ 下肢が反らないよう、検者は対象者の足首を固定する
☐ 検者は対象者の胸腰椎後面で筋の収縮を触知する
☐ 上体を検査台から離し、できるだけ高く持ち上げるよう指示する

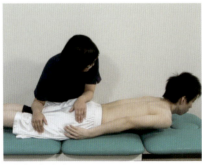
測定肢位（段階2）

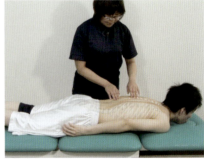
測定肢位（段階1）

➡ 重力に抗して運動を部分的に行える場合は**段階2**と判断する。
➡ 運動は起こらない状態で、筋収縮が触知できる場合は**段階1**、収縮活動が触知できない場合は**段階0**と判断する。

ポイント

触知の位置は、腰椎と胸椎のすぐ両側にある脊柱伸展筋の筋塊部分とする。ただし個々の筋を分離して触知することは不可能。

関連問題

☐ **問96** 図1から図2へと固定法を変えたとき、被験者の体幹の伸展角度が変化した。被験者の機能障害はどれか。（第46回理学療法士午前問2）

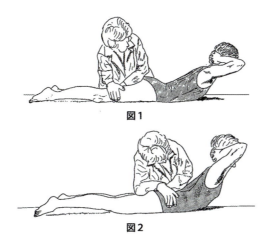

図1

図2

1. 大腿四頭筋の筋力低下
2. 腸腰筋の筋力低下
3. 大殿筋の筋力低下
4. 股関節の可動域制限
5. 下肢の運動失調

☐ **問97** 頸椎で誤っているのはどれか。（第41回共通午後問43）

1. 環椎と軸椎との間には椎間円板がある
2. 環椎後頭関節は顆状関節である
3. 回旋は正中環軸関節での運動が主体となる
4. 頸椎は生理的に前弯している
5. 頸部の椎間孔は伸展で狭小化する

☐ **問98** 体幹の運動で誤っている組合せはどれか。（第42回共通午後問44）

1. 腹直筋―――屈曲
2. 最長筋――― 伸展
3. 外腹斜筋――回旋
4. 内腹斜筋――回旋
5. 腰方形筋――回旋

体幹｜回旋
Trunk Rotation

主動作筋：内腹斜筋、外腹斜筋

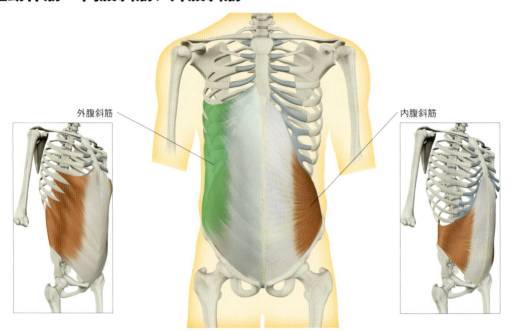

- 内腹斜筋
  Internal Abdominal Oblique
- 外腹斜筋
  External Abdominal Oblique

筋名	起始	停止	神経支配
内腹斜筋	腸骨稜、鼠径靭帯	第10〜12肋骨、腹直筋鞘と白線	肋間神経（T5〜T12） 腸骨下腹神経（T12〜L1） 腸骨鼠径神経（L1〜L2）
外腹斜筋	第5〜12肋骨	腹直筋鞘と白線 腸骨稜	肋間神経（T5〜T12）

ポイント

段階5から3のテストはすべて背臥位で行うが、上肢のポジションが異なる。

体幹を左に捻る動作は右の外腹斜筋と左の内腹斜筋をテストすることになる。逆に、体幹を右に捻る動作は左の外腹斜筋と右の内腹斜筋をテストすることになる。

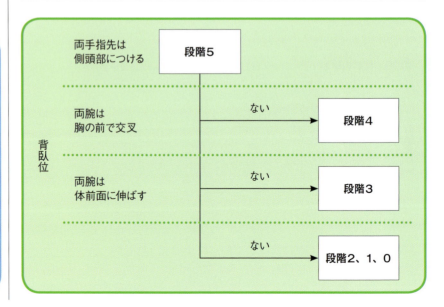

段階5のチェック

☐ 検者は対象者の胸の高さで検査台の横に立つ
☐ テスト中の対象者の肩甲骨の位置を確認できるようにしておく
☐ 対象者に両手を頭の後ろで組むよう指示する
☐ 体を左に捻り、頭と肩を検査台から離れるまで持ち上げるよう指示する
☐ テスト中、必要であれば下肢が浮かないよう固定する
☐ 終了したら、右への回旋も同様に行う

ポイント

テストの際は臍の動く方向を観察し、筋収縮の強弱に偏りがないかどうかを確認しておく。

また、テスト中に胸郭が膨れるのが確認できる場合は、外腹斜筋の弱化があることを示す。

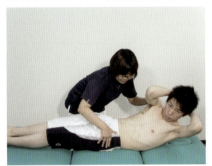

測定肢位（段階5）

- 外腹斜筋の働く側の肩甲骨が検査台から離れるまで完全に上体を持ち上げることができれば**段階5**と判断する。
- **段階5**の筋力がない場合には**段階4**のテストを行う。

段階4のテスト

☐ テスト中の対象者の肩甲骨の位置を確認できるようにしておく
☐ 対象者に両上肢を胸の前で交叉して組むよう指示する
☐ 体を左に捻り、頭と肩を検査台から離れるまで持ち上げるよう指示する
☐ テスト中、必要であれば下肢が浮かないよう固定する
☐ 終了したら、右への回旋も同様に行う

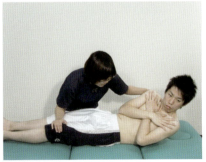

測定肢位（段階4）

- 外腹斜筋の働く側の肩甲骨が検査台から離れるまで完全に上体を持ち上げることができれば**段階4**と判断する。
- **段階4**の筋力がない場合には**段階3**のテストを行う。

段階3のテスト

- □ テスト中の対象者の肩甲骨の位置を確認できるようにしておく
- □ 対象者に体前面の上で両上肢を伸ばすよう指示する
- □ 腕を伸ばしたまま体を左に捻り、頭と肩を検査台から離れるまで持ち上げるよう指示する
- □ テスト中、必要であれば下肢が浮かないよう固定する
- □ 終了したら、右への回旋も同様に行う

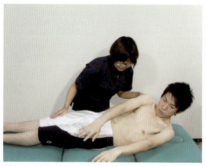

測定肢位（段階3）

- ➡ 外腹斜筋の働く側の肩甲骨が検査台から離れるまで完全に上体を持ち上げることができれば**段階3**と判断する。
- ➡ **段階3**の筋力がない場合には**段階2、1、0**を判断するテストを行うが、結果は不明確であいまいになることがある。

> **ポイント**
> 膝を屈曲位とするのは、腹筋が弱い場合に生じる腰椎前弯を防ぐためである。

段階2のテスト

- □ 対象者の上肢は体側に置く
- □ 対象者に、頭と肩を検査台から離れるまで持ち上げるよう指示する
- □ 終了したら、右への回旋も同様に行う

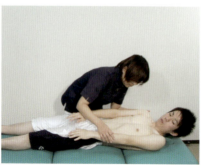

測定肢位（段階2）

- ➡ 外腹斜筋の働く側の肩甲骨が検査台から離れるまで上体を持ち上げることはできないが、動作中に胸郭が凹むのを観察できれば**段階2**と判断する。
- ➡ この動作ができない場合には、次の補助を行う。

段階1、0のテスト

- [ ] 対象者の膝を屈曲させる
- [ ] 検者は対象者の頭頸部を前腕で下から支え、頭部の重量を支え持つ
- [ ] 対象者に体を左に捻って頭と肩を検査台から離れるまで持ち上げるよう指示する
- [ ] 対象者が体幹を回旋させようとする側の内腹斜筋と、向こうとする方向と反対側の外腹斜筋を他方の手で触知する

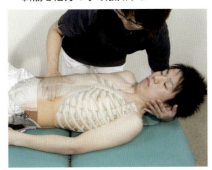

測定肢位（段階1）

➡ 筋の収縮が触知できれば**段階1**と判断する。
➡ 内、外腹斜筋の収縮が触知できなければ**段階0**と判断する。

代償動作

- [ ] 大胸筋による代償がある場合、体幹の回旋は不十分なまま、肩をすくめて検査台より持ち上げるような動きが観察される

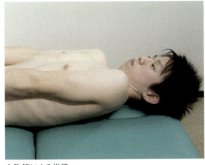

大胸筋による代償

関連問題

- [ ] **問99** Danielsらの徒手筋力テストで右外腹斜筋と左内腹斜筋の検査を図に示す。右の肩甲骨下角を台から離すことができた。判断できる最も低い段階はどれか。（第50回理学療法士午前問4）

1. 段階1
2. 段階2
3. 段階3
4. 段階4
5. 段階5

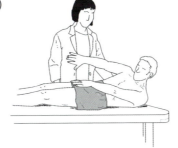

骨盤 挙上
Pelvis Elevation

主動作筋：腰方形筋、内腹斜筋、外腹斜筋

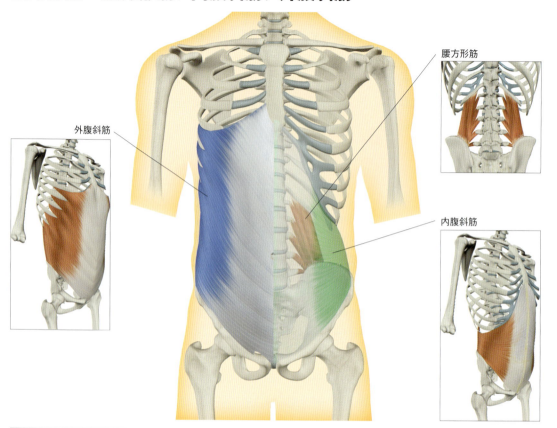

- 腰方形筋
  Quadratus Lumborum
- 内腹斜筋
  Internal Abdominal Oblique
- 外腹斜筋
  External Abdominal Oblique

筋名	起始	停止	神経支配
腰方形筋	腸骨稜	第12肋骨、腰椎（横突起）	腰神経叢（T12〜L3）
内腹斜筋	第5〜12肋骨	腹直筋鞘と白線、腸骨稜	肋間神経（T5〜T12）
外腹斜筋	腸骨稜、鼠径靭帯	第10〜12肋骨、腹直筋鞘と白線	肋間神経（T5〜T12） 腸骨下腹神経（T12〜L1） 腸骨鼠径神経（L1〜L2）

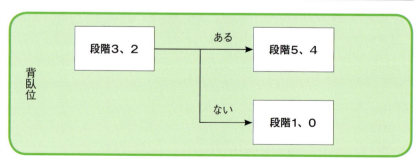

段階3、2のチェック

- [ ] 検者は検査台の端、対象者の足元に立つ
- [ ] 検者はテスト側の足首の上を片手で握るように下肢を支持する
- [ ] 検者は他方の手を対象者の膝の下に置き、台との摩擦を防ぐ
- [ ] 片方の骨盤を肋骨の方に向かって引き上げるよう指示する
- [ ] 対象者の股関節は伸展位、腰椎は中間位もしくは伸展位とする

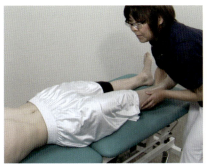

測定肢位（段階3）

- ➡ 徒手抵抗なしで全可動域の運動が可能な場合は**段階3**の筋力があると判断し、続けて**段階5**と**4**のテストを行う。
- ➡ 全可動域の運動が困難であり、可動域の一部のみを動かせる場合は**段階2**と判断する。

ポイント

対象者が正しい運動方向を理解しづらい場合、検者が他動的に動かしながら運動方法を説明して理解を得るよう努めるとよい。

段階5、4のテスト　〜抵抗を加える〜

- [ ] 対象者に検査台の縁を握らせ、抵抗に対抗するための固定を確実にする
- [ ] 検者はテスト側の足首の上を両手で握るように下肢を支持する
- [ ] 片方の骨盤を肋骨の方に向かって引き上げるよう指示する
- [ ] 脚を外側に引っ張り下げるように抵抗をかけることを説明する
- [ ] 抵抗に負けずに挙上位を保つよう指示する
- [ ] 検査側の下肢をゆっくりと下方に牽引する

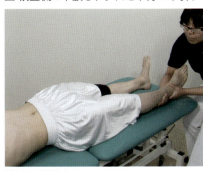 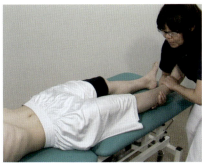

測定肢位（段階5）　　　測定肢位（段階4）

- ➡ 全可動域の運動が可能であり、最大抵抗に負けずに最終到達位置を保て、検者が抑止できないくらいのレベルであれば**段階5**、強力な抵抗に対して位置を保てる場合は**段階4**と判断する。
- ➡ 抵抗をかけると負けてしまう場合は**段階3**と判断する。

ポイント

骨盤挙上の主動作筋は、傍脊柱筋の筋腹の深部に存在するため、触知できることは稀である。したがって、筋の収縮が触知できれば**段階1**、できなければ**段階0**という段階づけは不可能といえる。

段階1、0の段階づけについて

- 運動が起こらず、**段階2**の筋力がないと判断された場合は**段階1**、もしくは**段階0**と判断する。
- 臨床的正確度という点からいえば、**1**と**0**の段階づけは避けた方が無難である（ポイント参照）。

代償動作

- 主動作筋に弱化がある場合、対象者は腹筋群を使用し、体幹を側方に屈曲して代償しようとする場合がある
- 腰方形筋を使わずに脊柱伸展筋のみを使って骨盤を挙上しようとする場合もある
  ただしいずれの場合も、腰方形筋に活動がないことを判別することは困難である。

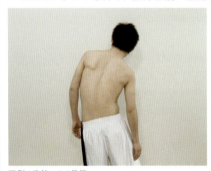
同側の腹筋による代償

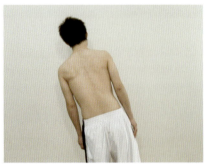
対側の腹筋による代償

豆知識

両側性に収縮すれば、腰方形筋は腰部の伸展筋であるが、一側性に収縮すれば、腰部の側屈筋としてかなり強力なてこ作用を発揮する。しかし、腰方形筋の体軸回旋能力は非常に小さいとされる。

L1以下のレベルの対麻痺患者において、腰方形筋はしばしば**hip hiker**（ヒップ・ハイカー）と呼ばれる。一側の骨盤を引き上げることで、装具歩行の遊脚期において下肢を持ち上げ、足部を地面から離す役割を担う。

関連問題

- **問100** Danielsらの徒手筋力テストにおいて段階3の運動と測定肢位の組合せで正しいのはどれか。2つ選べ。（第48回理学療法士午前問21）

1. 足関節背屈ならびに内がえし―腹臥位
2. 股関節伸展―側臥位
3. 肩甲骨内転と下方回旋―座位
4. 肩関節内旋―腹臥位
5. 骨盤挙上―背臥位

付録

1. 「測定前後のスクリーニング」
   チェックポイント
2. 徒手筋力テスト評価表（上肢）
3. 徒手筋力テスト評価表（下肢・体幹）

☐ 測定前スクリーニングの
　チェックポイント

測定前スクリーニングのチェックポイント

☐ 対象者に挨拶をする
☐ 検査を実施する前に、カルテ等で筋力検査を行うことが禁忌となっていないか確認する
☐ その日の対象者の顔色や表情を観察し、体調を確認する
☐ 検査の目的や方法を説明し検査の実施の了解を得る
☐ 対象者との対話においては、できるだけ平易な言葉遣いを心がけ、説明でわからないことがないかどうか確認するなど、対象者の十分な理解を得られるように努める
☐ 関節痛の有無、静止時痛や運動時痛について確認する
☐ 感覚障害を確認する
☐ スクリーニングとして視診、触診で筋萎縮の有無、姿勢や自動運動の様子を観察する
☐ 他動的に動かし関節可動域を確認する
☐ スクリーニングの結果から検査の優先順位、検査を開始する段階の見当をつけ、記録用紙に印をつけておく

☐ 測定後スクリーニングの
　チェックポイント

測定後スクリーニングのチェックポイント

☐ 対象者の体調を再確認する
☐ 測定の目的や内容を再確認する
☐ 測定結果（筋力が弱い筋、筋力が強い筋、筋力の程度による運動や日常生活活動などへの影響）を平易に説明する
☐ 今後の治療方針を平易な言葉で説明し、治療内容の了解を得る
☐ 終わりの挨拶をする

実際の会話例 （概略のみ示す。対象者の状況に応じて具体的な説明を追加する）

測定の前

検者　　○○さん、こんにちは。
　　　　よろしくお願いします。
　　　　体調はいかがですか？

　　　　今日は○○さんの腕の筋力がどの程度あるかをテストさせていただきます。
　　　　テストのやり方ですが、例えば肘関節であれば、実際に肘を曲げていただいて、その状態で私が手で抵抗をかけます。
　　　　その抵抗に負けないで肢位を保っていられるかを確認します。

　　　　何か質問はございますか？

　　　　では、テストの前に体のことをお伺いします。
　　　　最初に、痛みやしびれについて、お聞きします。
　　　　何もしないときに痛みやしびれはありますか？

対象者　手にしびれがありますが、日常生活に支障はありません。

検者　　手の痛みですが、どのあたりにありますか？

対象者　小指側になります。

検者　　右手と左手と同じようでしょうか？

対象者　はい。

検者　　しびれはいかがですか？

対象者　体幹から下肢にかけてありますが、特に痛みはありません。

検者　　動かしたときに、痛みやしびれは変化しますか？

対象者　特に変わりはありません。

検者　　今度は、手の状態を見せていただきます。
　　　　手を見せてください。
　　　　反対もお願いします。
　　　　利き手はどちらですか？

対象者　右手です。

検者　　ありがとうございます。

検者　　今度は関節を見ます。
　　　　痛みが出たら教えて下さい。
　　　　手首を動かします。肘を動かしますね。肩を動かします。腕を前に動かします。
　　　　今度は反対、左側を見ます。
　　　　手首を動かします。肘を動かしますね。肩を動かします。腕を前に動かします。
　　　　はい、ありがとうございました。

測定の後

検者　　○○さん、今日お疲れ様でした。
　　　　体調はいかがですか？

対象者　大丈夫です。

検者　　今日は筋力の検査をさせていただきました。
　　　　○○さんもお感じになられていると思いますが、指を動かす筋は少し弱くなっています。
　　　　一方、手首を曲げたり、肘を曲げたり、肩まわりの筋に関しましては、問題ない筋力があります。

　　　　今後の治療には、今日の筋力検査を踏まえて、できるだけ筋力をつけるようなプログラムを組み立てていきたいと思います。

　　　　何かご質問はございますか？

　　　　訓練をしながら疑問に思うことがありましたら、遠慮なく質問してください。
　　　　今日はこれで終わりにします。
　　　　お疲れ様でした。

徒手筋力テスト（上肢）

氏名：　　　　　　　　　才　男・女　疾患名：　　　　　　　　　　　検査者：

左			動作		主動作筋		支配神経						検査肢位					右		
/	/	/					末梢	C5	C6	C7	C8	T1	5	4	3	2	1	0	/	/	/
			肩甲骨	外転と上方回旋	前鋸筋		長胸						座位		座・背						
				挙上	僧帽筋	上部	副神経(XI), 頚神経C3, 4						座位		腹・背						
					肩甲挙筋		肩甲背(C5), 頚神経C3, 4														
				内転	僧帽筋	中部	副神経(XI), 頚神経C3, 4						腹臥位								
					大菱形筋		肩甲背														
				下制と内転	僧帽筋	中部	副神経(XI), 頚神経C3, 4														
						下部															
				内転と下方回旋	大菱形筋		肩甲背						腹臥位		座・腹						
					小菱形筋																
				下制	広背筋		胸背						腹・座								
			肩関節	屈曲	三角筋	前部	腋窩						座位								
					烏口腕筋		筋皮														
					棘上筋		肩甲上														
				伸展	三角筋	後部	腋窩						腹臥位								
					大円筋		肩甲下														
					広背筋		胸背														
				外転	三角筋	中部	腋窩						座位		座・背						
					棘上筋		肩甲上														
				水平外転	三角筋	後部	腋窩						腹臥位		座位						
				水平内転	大胸筋	鎖骨部	外側胸筋						背臥位		背・座						
						胸肋部	内側胸筋														
				外旋	棘下筋		肩甲上						腹・座		座位						
					小円筋		腋窩														
				内旋	肩甲下筋		肩甲下						腹臥位	腹臥位・座位	座位						
					大円筋																
					大胸筋	鎖骨部	外側胸筋														
						胸肋部	内側胸筋														
					広背筋		胸背														
			肘関節	屈曲	上腕二頭筋		筋皮						座位	座・背	背						
					上腕筋																
					腕橈骨筋		橈骨														
				伸展	上腕三頭筋		橈骨						腹臥位		座位						
			前腕	回外	回外筋		橈骨						回内位	中間位	回内位						
					上腕二頭筋		筋皮														
				回内	円回内筋		正中						回外位		回外位						
					方形回内筋																
			手関節	屈曲	橈側手根屈筋		正中						回外位	中間位	回外位						
					尺側手根屈筋		尺骨														
				伸展	長橈側手根伸筋		橈骨						回内位		回内位						
					短橈側手根伸筋																
					尺側手根伸筋																
			手指（示指〜小指）	MP屈曲	虫様筋	第1	正中						回外位								
						第2															
						第3	尺骨														
						第4															
				PIP屈曲	浅指屈筋	示指	正中							中間位							
						中指															
						環指															
						小指															
				DIP屈曲	深指屈筋	示指	正中														
						中指															
						環指	尺骨														
						小指															
				MP伸展	示指伸筋								回内位								
					指伸筋	示指	橈骨														
						中指															
						環指															
						小指															
					小指伸筋																
				外転	背側骨間筋	第1	示・橈	尺骨					回内位								
						第2	中・橈														
						第3	中・尺														
						第4	環・尺														
					小指外転筋		小・尺														
				内転	掌側骨間筋	第1	示・尺	尺骨													
						第2	示・橈														
						第3	小・橈														
			手指（母指・小指）	MP屈曲	短母指屈筋	浅頭	正中						回外位								
						深頭	尺骨														
				IP屈曲	長母指屈筋		正中														
				MP伸展	短母指伸筋		橈骨						中間位								
				IP伸展	長母指伸筋		橈骨						中間位		回内位						
				外転	長母指外転筋		橈骨						回外位								
					短母指外転筋		正中						回外位		中間位						
				内転	母指内転筋		尺骨						回内位		中間位						
				対立	母指対立筋		正中						回外位								
					小指対立筋		尺骨														

徒手筋力テスト（下肢・体幹）

氏名: _____ 才 男・女 疾患名: _____ 検査者: _____

左			動作		主動作筋		支配神経							検査肢位						右		
/	/	/				末梢	L2	L3	L4	L5	S1	S2	S3	5	4	3	2	1	0	/	/	/
			股関節	屈曲	大腰筋	腰神経叢								座位		側臥位（背臥位）						
					腸骨筋	大腿																
				屈曲・外転・外旋	縫工筋	大腿								背臥位								
				伸展	大殿筋	下殿								腹臥位（背臥位）		側（背）臥位						
					半腱様筋	脛骨																
					半膜様筋																	
					大腿二頭筋 長頭																		
				外転	中殿筋	上殿								背臥位								
					小殿筋																	
				屈曲位からの外転	大腿筋膜張筋									長座位								
				内転	大内転筋	閉鎖・脛骨								側臥位								
					短内転筋	閉鎖																
					長内転筋																	
					恥骨筋	大腿・閉鎖																
					薄筋	閉鎖																
				外旋	外閉鎖筋	閉鎖								背臥位								
					内閉鎖筋	仙骨神経叢																
					大腿方形筋																	
					梨状筋									座位								
					上双子筋																	
					下双子筋																	
					大殿筋	下殿																
				内旋	小殿筋 前部	上殿																
					大腿筋膜張筋																	
					中殿筋 前部																	
			膝関節	屈曲	大腿二頭筋 長頭	脛骨								腹臥位		側臥位 腹臥位						
					大腿二頭筋 短頭	総腓骨																
					半腱様筋	坐骨																
					半膜様筋	坐骨																
				伸展	大腿四頭筋	大腿								座位		背						
			足関節・足部	底屈	腓腹筋	脛骨								立位		腹臥位						
					ヒラメ筋																	
				背屈・内がえし	前脛骨筋	深腓骨								座位								
				内がえし	後脛骨筋	脛骨																
				底屈を伴う外がえし	長腓骨筋	浅腓骨																
					短腓骨筋																	
			母趾と足指	MP屈曲	短母趾屈筋	内側足底								座位・背臥位								
					第1 虫様筋																	
					第2	外側足底																
					第3																	
					第4																	
				PIP・DIP屈曲	長母趾屈筋	脛骨																
					長趾屈筋																	
					短趾屈筋	内側足底																
				MP・IP伸展	長母趾伸筋	深腓骨																
					長趾伸筋																	
					短趾伸筋																	

左			動作		主動作筋	検査肢位						右		
/	/	/				5	4	3	2	1	0	/	/	/
			頸	頭部伸展	大後頭直筋, 小後頭直筋, 頭最長筋, 上頭斜筋, 下頭斜筋, 頭板状筋, 頭半棘筋, 僧帽筋(上部), 頭棘筋	腹臥位		背臥位						
				頸部伸展	頸最長筋, 頸半棘筋, 頸腸肋筋, 頸板状筋, 僧帽筋(上部), 頸棘筋									
				頸部複合伸展		腹臥位								
				頭部屈曲	前頭直筋, 外側頭直筋, 頭長筋	背臥位								
				頸部屈曲	胸鎖乳突筋, 頸長筋, 前斜角筋									
				頸部複合屈曲	胸鎖乳突筋									
				一方の頸部複合屈曲	胸鎖乳突筋									
				頸部回旋	大後頭直筋, 下頭斜筋, 頭最長筋, 頭板状筋, 頭半棘筋, 頸半棘筋, 頸板状筋, 頸回旋筋, 頭頂筋, 頸長筋(下頭), 前斜角筋, 中斜角筋, 後斜角筋, 胸鎖乳突筋, 僧帽筋, 肩甲挙筋	背臥位		座位						
			体幹	伸展 腰椎	胸腸肋筋, 腰腸骨筋, 胸最長筋, 胸棘筋, 胸半棘筋, 多裂筋群, 胸回旋筋・腰回旋筋, 胸棘間筋・腰棘間筋, 胸・腰横突間筋, 腰方形筋	腹臥位								
				伸展 胸椎										
				骨盤挙上	腰方形筋, 外腹斜筋, 内腹斜筋	背(腹)臥位								
				屈曲	腹直筋, 外腹斜筋, 内腹斜筋	背臥位								
				回旋 右	左外腹斜筋・右内腹斜筋									
				回旋 左	右外腹斜筋・左内腹斜筋									
				安静な吸気 横隔膜	横隔膜									
				安静な吸気 肋間筋	外肋間筋, 内肋間筋（最大吸気と最大呼気での胸囲の差）									
				強制呼気運動	外腹斜筋, 内腹斜筋, 腹横筋, 腹直筋, 内肋間筋, 広背筋	座位								

関連問題解答

問題1	4	問題26	3	問題51	1	問題76	1,4
問題2	3,5	問題27	1,4	問題52	4	問題77	1,5
問題3	5	問題28	2	問題53	5	問題78	2
問題4	4	問題29	3	問題54	2	問題79	2
問題5	5	問題30	4	問題55	5	問題80	4
問題6	3,4	問題31	1	問題56	4	問題81	3
問題7	4	問題32	5	問題57	4	問題82	4
問題8	2	問題33	3	問題58	1	問題83	2
問題9	2	問題34	5	問題59	1,3	問題84	3
問題10	2	問題35	4,5	問題60	1,4	問題85	1,5
問題11	5	問題36	5	問題61	1,5	問題86	2,4
問題12	1	問題37	2,5	問題62	3	問題87	2
問題13	2	問題38	2	問題63	2,5	問題88	4
問題14	2	問題39	1,3	問題64	3,5	問題89	1,2
問題15	1,4	問題40	5	問題65	1	問題90	2
問題16	2	問題41	1,4	問題66	4	問題91	2
問題17	2,3	問題42	4	問題67	2,3	問題92	2
問題18	2,3	問題43	4	問題68	4	問題93	2,4
問題19	3	問題44	1	問題69	3	問題94	5
問題20	2	問題45	2	問題70	5	問題95	1,3
問題21	1,4	問題46	3,5	問題71	1	問題96	3
問題22	2	問題47	4	問題72	2	問題97	1
問題23	2,4	問題48	3	問題73	1,3	問題98	5
問題24	1	問題49	3	問題74	4	問題99	3
問題25	5	問題50	1,4	問題75	2,3	問題100	4,5

著者略歴

青木主税（あおきちから）

国立療養所東京病院付属リハビリテーション学院理学療法学科、法政大学社会学部卒業。中伊豆リハセンター・神奈川県総合リハセンターにて臨床し、東京都補装具研究所にて研究員、その後弘前大学医療短期大学部、北里大学医療衛生学部を経て、現在、帝京平成大学健康メディカル学部理学療法学科教授、学科長および大学院健康科学研究科 理学療法学専攻専攻長。

主な著書
『理学療法MOOK 7・義肢装具』（共著、三輪書店、2000）
『クリニカルキネシオロジー』（監修、ガイア出版、2012）
『リハビリテーション医療事典』（編著、朝倉書店、2007）
『福祉住環境コーディネーター 2級公式テキスト』（共著、東京商工会議所、2007）
『ROMナビ 動画で学ぶ関節可動域測定法』増補改訂 第2版（ランドフラット、2013）
『リハビリテーション義肢装具学』（編者、メジカルビュー社、2017）

根本悟子（ねもとさとこ）

札幌医科大学大学院保健医療学研究科博士課程作業療法学専攻修了。東京都立医療技術短期大学作業療法学科卒業後、JR東京総合病院リハビリテーション科、茨城県立医療大学・同付属病院兼務を経て、現在、帝京平成大学健康メディカル学部作業療法学科教授。

主な著書
『福祉住環境コーディネーター検定試験® 2級公式テキスト〈改訂4版〉』（共著、東京商工会議所、2016）
『動画で学ぶ関節可動域測定法 ROMナビ 増補改訂第2版』（共著、ラウンドフラット、2013）
『OT臨地実習ルートマップ』（共著、メジカルビュー社、2011）
『作業療法学全書 改定第3版 基礎作業療法学』（共著、協同医書出版社、2009）

大久保敦子（おおくぼあつこ）

広島大学医学部保健学科理学療法学専攻卒業。同大学大学院保健学研究科博士課程前期、医歯薬学総合研究科博士課程後期修了。国立成育医療センター研究所での研究員を経て、現在、帝京平成大学健康メディカル学部理学療法学科講師。「オークボアツコ」としてイラストレーター活動も行っている。

主な著書
『コンパクト栄養学 改訂第4版』（共著、南江堂、2017）
『理学療法研究の進めかた 基礎から学ぶ研究のすべて』（共著、文光堂、2014）
『動画で学ぶ関節可動域測定法 ROMナビ 増補改訂第2版』（共著、ラウンドフラット、2013）
『骨かるた』（読み札イラスト、ラウンドフラット、2016）
『筋肉かるた』（読み札イラスト、ラウンドフラット、2013）

撮影モデル協力
小室 剛志（作業療法士 医療法人財団明理会 明理会中央総合病院）
岡村 健太（理学療法士 医療法人社団紺整会 船橋整形外科病院）
土屋 健（日本せきずい基金）

本書に関するご意見、ご感想をお聞かせ下さい。
customer@roundflat.jpまでEメールでお寄せ下さい。

臨床で役立つ徒手筋力検査法　MMTナビ

発行　　　2017年10月30日　初版 第1刷発行

著者　　　青木主税、根本悟子、大久保敦子
発行者　　大内　実
発行所　　有限会社ラウンドフラット
　　　　　〒162-0064 東京都新宿区市谷仲之町2-44-701
　　　　　電話 03-3356-5726　FAX 03-3356-5736
　　　　　URL http://www.roundflat.jp/

落丁、乱丁本がありましたら、お取替えいたします。
弊社カスタマーサポートまでご連絡下さい。
本書は、法律に定めのある場合を除き、複製・複写することはできません。

ISBN 978-4-904613-39-9　ⒸRoundFlat, 2017